Reducing Mortality in the Perioperative Period

如何降低围手术期死亡率

（原著第2版）

原　著　［意］Giovanni Landoni
　　　　［意］Laura Ruggeri
　　　　［意］Alberto Zangrillo
主　审　熊利泽　董海龙
主　译　雷　翀
译　者　（按姓氏笔画排序）
　　　　马永圆　邓　姣　李　莜
　　　　张　慧

U0377315

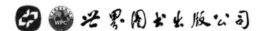

世界图书出版公司

西安 北京 上海 广州

图书在版编目(CIP)数据

　　如何降低围手术期死亡率/(意)格瓦尼·兰多尼(Giovanni Landoni),(意)劳拉·鲁格里(Laura Ruggeri),(意)艾伯托·赞格里洛(Alberto Zangrillo)主编;雷翀主译. —西安:世界图书出版西安有限公司,2018.10
　　书名原文:Reducing Mortality in the Perioperative Period
　　ISBN 978-7-5192-5138-3

　　Ⅰ.①如…　Ⅱ.①格…②劳…③艾…④雷…　Ⅲ.①围手术期—死亡—研究　Ⅳ.①R619

　　中国版本图书馆 CIP 数据核字(2018)第 217647 号

First published in English under the title
Reducing Mortality in the Perioperative Period (2nd Edition)
edited by Giovanni Landoni, Laura Ruggeri and Alberto Zangrillo
Copyright © Springer International Publishing AG, 2017
This edition has been translated and published under licence from
Springer Nature Switzerland AG.

书　　名	如何降低围手术期死亡率
	Ruhe Jiangdi Weishoushuqi Siwanglü
原　　著	[意]Giovanni Landoni　　[意]Laura Ruggeri
	[意]Alberto Zangrillo
主　　译	雷　翀
责任编辑	李维秋　　岳姝婷
装帧设计	新纪元文化传播
出版发行	世界图书出版西安有限公司
地　　址	西安市北大街 85 号
邮　　编	710003
电　　话	029-87214941　87233647(市场营销部)
	029-87234767(总编室)
网　　址	http://www.wpcxa.com
邮　　箱	xast@wpcxa.com
经　　销	新华书店
印　　刷	西安市建明工贸有限责任公司
开　　本	787mm×1092mm　　1/16
印　　张	9.5
字　　数	100 千字
版　　次	2018 年 10 月第 1 版　2018 年 10 月第 1 次印刷
版权登记	25-2018-166
国际书号	ISBN 978-7-5192-5138-3
定　　价	80.00 元

医学投稿　xastyx@163.com ‖ 029-87279745　87284035
☆如有印装错误,请寄回本公司更换☆

序

随着麻醉学新理论、新技术、新知识和新药物的发展和进步，麻醉直接引起的死亡已降至1/(20～25)万，但是术后30天死亡率仍可达0.56%～4%，围手术期并发症如心脑血管事件、急性肺损伤、急性肾损伤和术后认知功能障碍等发生率更高，因此中华医学会第十二届麻醉学分会首次提出麻醉学的发展方向是围手术期医学（简称围术期医学），麻醉医生不仅要关注手术中的麻醉安全，更要关注患者手术后顺利舒适的康复和长期转归，不论手术后的并发症是由患者因素、手术因素还是麻醉因素引起，麻醉医生都要主动作为，为患者手术后的康复做出贡献。本著作探索围手术期影响患者死亡率的干预措施，正是围术期医学的主要内容之一，也应该是新时代麻醉医生应该了解和研究的内容。

如果有一些干预措施作为围手术期医疗的一部分，实施之后可以降低死亡率，那么这些措施就应该推广使用，以降低围手术期死亡率。即便实施以上策略只有相对较少的改善作用，也有重要的临床意义。例如，某项新措施虽然仅能减少绝对死亡率1%，考虑到全球每年接受手术的患者数量（约2.8亿），也能拯救成千上万患者的生命。尤其是随着手术患者人群年龄的增长，合并慢性疾病越来越多，如何寻找新措施防治围手术期并发症显得更加重要。

这本由雷翀博士主译的专著，通过大量高等级的循证医学证据，对临床研究证据的强度、生物可信度、脆性指数、发生Ⅰ类或Ⅱ类错误的概率及可重复性等进行复杂的评估，最终确定了13项影响围手术期死亡率的措施。这与围手术期使用的药物和技术总量相比很少，但是这些都是以生存率作为主要结局指标，通过多中心RCT研究获得的高质量证据，值得在临床上推广。

本书还为我们提供了方法学的指导。对于临床医生而言，明白如何评估发表研究是否存在缺陷、检验效能是否足够、是否存在偏倚和混杂因素的影响等，才能决定某项证据能否用于指导临床决策。对于临床研究者而言，清楚如何开展临床研究以提供高质量的循证医学证据，才能最终为临床决定提供有价值的信息。本书详细描述了得出"影响围手术期死亡率措施"这一结论的共识过程和对现有证据的评价方法，使我们在"知其然"的基础上还能"知其所以然"。在提供理论指导的基础上还为我们提供了方法学的参考，是本书的另一个特色。

从麻醉学向围术期医学转变，是新时期麻醉学发展的长征路。今天我们要将这种深入人心的长征精神带到围术期医学发展的道路上，并赋予它新的内涵。在这样的背景下，希望本书能成为临床麻醉医生的案头之友，使其更好地服务于患者、保证围手术期的安全和长期转归。

中华医学会麻醉学分会主任委员
《中华麻醉学杂志》总编辑
熊利泽
2018 年 10 月 3 日

译者序

围术期医学是麻醉学科的未来发展方向，麻醉医生在围手术期中发挥着重要的作用。那么在围手术期我们能做些什么？有哪些措施能够帮助改善患者的预后，使患者受益呢？带着这些问题在查阅文献的时候，我找到了这本新近出版的书。

刚拿到此书，发现其编者是意大利的 Giovanni Landoni 教授，当时唯有一种"果然如此"的感觉。初识 Landoni 教授是 2014 年读到了他发表在 JAMA 杂志上有关心脏手术后发生急性肾脏损伤患者使用非诺多泮效果的临床研究。此后多次在 NEJM、BMJ、JACC 等顶级期刊上拜读到他的研究。最近我们中心更是参与了 Landoni 教授牵头的国际多中心研究：评估心脏手术中使用吸入性麻醉药能否减少死亡率。Landoni 教授一直致力于探索改善心脏手术患者围手术期安全、降低围手术期死亡率的临床策略。因此读到他执笔的这本著作我感到"理应如此，水到渠成"。

阅读原著后，我被其中的内容深深吸引。随着科技日益发达，目前网络已成为日常工作重要的组成部分。作者通过改变过去独权式的专家共识流程，建立基于网络的、多国医生参与的、更加民主的"共识"定义方式，用这种新的方式确定了 13 项能够影响围手术期死亡率的措施。本书提供了大量的循证医学证据，客观详实、深入浅出、通俗易懂，不但展示了降低围手术期死亡率的措施，还阐述了具体的过程并列举了详尽的研究数据，令人信服。读完本书，我就萌生了要将这本书翻译出来，介绍给所有麻醉同道的想法，希望能对我们的临床工作有所助益。

在本书出版之际，感谢参与本书的全体译者和审校专家为本书付出的辛勤努力。若发现本书中翻译的不妥之处，希望同道们批评指正。

雷 翀

2018 年 9 月 30 日

郑重声明

　　由于医学是不断更新并拓展的领域,因此相关实践操作、治疗方法及药物都有可能会改变,希望读者可审查书中提及的器械制造商所提供的信息资料及相关手术的适应证和禁忌证。作者、编辑、出版者或经销商不对书中的错误或疏漏以及应用其中信息产生的任何后果负责,关于出版物的内容不作任何明确或暗示的保证。作者、编辑、出版者和经销商不就由本出版物所造成的人身或财产损害承担任何责任。

目 录

第 1 章

共识过程的风险与收益

Rinaldo Bellomo

1.1 简 介

多种因素造成了围手术期医疗极其复杂而瞬息万变的状态。首先，这一过程常涉及多名不同领域的医生依次或同时工作：外科医生、心脏科医生、内科医生、麻醉医生以及重症医生。这些专业团队有不同的（有时是对立的）临床或生理侧重点，还有不同的非循证观念系统。第二，这些侧重点、观念系统及其在患者护理中的应用，从术前到术中以及术后都会发生改变。从术前用药到诱导、手术本身、麻醉觉醒即刻、觉醒后即刻的镇痛，到觉醒后（或对于插管患者来说，转运到术后恢复或重症监护区域后）到要维持心脏呼吸生理的安全和减轻疼痛的需求，都有很大差异。第三，患者的合并疾病也会对医疗干预的先后顺序或干预方法造成不可预知的影响，并且少有高水平证据的支持。因此这些干预常常以小时为单位进行调节，甚至有时每分钟都需要调节，以此满足可感知的生化、生理以及临床需求，并实现不同的中期甚至是远期的生化、生理及临床目标。

临床医生选择的方法、使用时间及对这些干预强度和时程的调节，通常是由一些没有被充分理解和也许是不可能被理解的混合证据、归纳生理推理、当地文化、之前所受的教导、可用的资源、直觉偏差、流行趋势、技术、医疗法律相关的顾虑，以及随机的不可预测的其他力量或事件所驱动。

以上所有极度复杂的人际活动都包含在"围手术期医学"的范畴内[1]。有很多证据提示手术量（指手术技巧）决定了大型手术的预后[2]。但也有一些研究显示手术死亡率变量的50%可能与手术量、手术技巧和术中表现以外的因素相关[3]。如果这些研究是正确的，那么围手术期医学就更有意义，其质量、安全及其所提供的治疗可能都是并发症甚至死亡率的重要决定性因素。

R. Bellomo
Department of Intensive Care, Austin Health, Heidelberg, Victoria 3084, Australia
e-mail: rinaldo. bellomo@ austin. org. au

© Springer International Publishing AG 2017
G. Landoni et al. （eds.）, *Reducing Mortality in the Perioperative Period*,
DOI 10. 1007/978 - 3 - 319 - 46696 - 5_1

如果有一些干预措施作为围手术期医疗的一部分，实施之后可以降低死亡率，那么这些措施应当应用于全球范围以降低围手术期死亡率。相反，如果一些作为围手术期医疗的干预措施实施后会增加死亡率，那么这些措施在全世界都应该避免以降低围手术期死亡率。即便实施以上策略改善作用较小，也是必要的。例如，即便只能减少 1% 的绝对死亡率，需要治疗数为 100 例，全球范围内也能拯救成千上万患者的生命，考虑到有大量患者接受大手术，因而需要围手术期治疗。

此外，围手术期医疗的花费通常较少，因为其时间很短（仅在围手术期）。如果每项措施花费 1000 美元，那么 100 000 美元即能拯救一个生命。如果这位患者术后平均多存活 5 年，拯救这个生命的医疗花费相当于仅为每年 20 000 美元。这仅为透析年花费的 50%，达到了这个社会和经济上被广泛接受的治疗合理化的指标。因此强烈推荐实施降低死亡率和并发症发生率，同时避免增加死亡率和围手术期并发症发生率的围手术期干预措施。那么，这些相应的措施是什么呢？寻找这些措施的起点是鉴别出所有曾被至少报道过一次的、会增加或降低死亡率的措施。这并不意味着那些措施应该被实施（临床研究证据的强度、生物可信性、脆性指数、发生Ⅰ类或Ⅱ类错误的概率以及可重复性，都需要评估），而仅说明这些措施应该优先进行Ⅰ期临床试验，或者合适的话被转化到临床实践中。

最近的一项研究确定了 14 项措施：其中 11 项至少一次被报道在随机对照试验中或在进行 meta 分析后显示可以降低死亡率，2 项则增加死亡率。但是在一项特定的研究中报道某项措施可以改变死亡率，并不能说明该研究的质量[4]。要决定一项证据是否该被推荐、建议、应该被实施或由于相关性太小而该忽视，必须通过复杂的评估[5]。没有这样详细的系统评估，就可能将一项单中心非盲的 40 例患者的研究和一项多中心 4000 例患者的随机双盲安慰剂对照研究等同看待。如此隐含的等同关系是对常理的歪曲，是对临床与统计学的颠覆，也是对证据意义的背叛。也许更重要的是，会误导临床医生去实施未被证实的、甚至存在潜在危险的治疗。但是由谁来进行评估？谁来发布推荐或建议？如何进行这样一个程序？什么时候该去评估，该在哪里评估？全球对这些问题的反应，至今为止也大多基于对共识会议的发展，以及共识指南的发布。

1.2　目前共识形成的过程

以上的共识方法似乎是对系统性评估证据的需求的一个合理反应，但这个过程目前是首先把一组所谓专家集合在一起来达到的。但这本身就是一个问题，因为没有系统的评估可以来量化地定义一个人是否是专家。但是目前的这个问题，难道不应该是由术后治疗患者的数量来决定？问题在于这样的数据通常无法获取。那么是否应该由围手术期医学领域或其范围内的亚领域发表文章的数量来决定，还是应该根据发表杂志的影响因子或者引用数量来评估决定？这些信息一般是可以获取的，但是从未被使用。选取专家的过程取决于人际关系、是否有时间或联系，以及政治或级别等相关规则。

由于以上因素，目前的共识达成过程是指一组 10～20 例知识渊博且经验丰富的可能是"专家"的人来指导成千上万临床执业的围手术期医师群体该怎么做。难道这成千上万临床医生不应该单独做必要的判断吗？他们是可以阅读和思考的，也是可以做出决定的。共识声明和指南可能缺乏任何作用，也可能具有一定的错误指向性，因为他们是由一小部分全球视野有限的助手发布的。2008 年颁布的"战胜脓毒症运动"指南就是这一系统缺陷的具体表现[6]。该指南后来被澳大利亚和新西兰重症学会推翻[7]，因为理解偏倚和缺乏精确性，该指南推荐了 2 条由可疑科学数据支持的措施，这些措施之后受到 2 项大型临床试验挑战：一项发现该措施增加死亡率，另一项导致了药物撤出市场[8-9]。更引人注目的是，最近还有另外一项被专家强烈推荐的指南被消除：脓毒症早期治疗时使用早期目标导向治疗[10-12]。

针对以上顾虑，那些掌控共识形成过程的权威专家们将立即指出，很多临床医生不了解的发表研究的缺陷、随机的细节、缺乏盲法的影响、检验效能的问题、Ⅰ类或Ⅱ类错误、偏倚的存在[13]、单中心研究的局限性[14]、生物可信性的概念[15]，以及混杂因素的影响[16]。除非一群有智之士（他们几乎常常大多数是男人）告诉他们该怎么做，否则临床医生将继续实施不适当的围手术期医疗措施。然而并没有经验证据证实这一主流模式。有趣的是，同时也缺乏 1 级随机对照的试验证据来证实发布共识指南可以改变临床实践或预后，也没有随机的证据显示临床医生根据指南实施医疗与标准医疗程序相比会改变患者结局。

1.3　产生共识的新途径

这种独权式的共识流程是否有其他替代方式呢？基于网络的方式可能可以作为一个开端提供一种备选的并且更加民主的"共识"定义方式。通过这样的方式，任何人都可以看到来自于更多国家的医生报告自己的状况[17-18]。这种反应和共识并不代表被询问的医生实际就会实施他们认为对患者有益的措施，也不代表他们认为应当对所有患者实施该措施，而是他们认为其中的一些措施可能比另一些具有更高的优先权或更有可能成功[19]。

这样基于网络的方法能否解决或减轻这些杂乱的观点、专家意见、学术共识会议、辩论、研讨会、网络课程及指南对忙碌的临床医生不断增加的负担？或者这种基于网络的共识，仅仅是目前影响青少年不断扩张的"社交网络"疾病向医学领域的另一种恶性转移？只有时间能回答。

但是这种途径只是代表了一种达成共识新形式的开始，在未来 10 年很可能会进一步演化。如果我们能获得成百上千名医生上传的观点，下一步就是获得他们在特定日期的行为。仅随访对于一些问题的最初反应，例如"过去 48h 内你是否对任何术后的患者进行了某项治疗？"，即可为我们提供一个独特的角度以观察对于术后医疗感兴趣并乐于在网络上表达的医生群体的实际临床实践。

我们可能会问这些临床医生，是否在围手术期实施血流动力学优化，以及他们在之前 3 个术后患者中是如何实现这一优化的（液体、缩血管药物，还是二者均有？生理目标是什么？等等）。这样的信息可以为我们提供一个更为全球化的、对于目前该领域临床实践的独特看法。最终，他们也许会同意在 24h 内实施某项措施并收集简单的数据。这种互动的伦理可能较复杂，但并不是无法达到。应用网络来进行研究和发展共识还处于萌芽时期，具有无限前景。更具有煽动性的是，人们可以对"基于专家共识的治疗"与"基于网络共识的治疗"进行随机对照研究。如果存在差异，若发现基于网络的共识治疗效果比自行任命的基于专家的专家共识效果更好，将是非常有吸引力的。

我们现在无法知晓网络是否会成为一种新的临床共识的民主达成方式的摇篮，或仅仅产生一些混乱的观点，或一座个人喜好驱动行为的"巴别塔"。许多健康工作者对于在线参与所能产生的影响持怀疑态度。然而医疗信息在互联网的广泛传播会成为我们临床世界的一个核心网络中心。已经开始初步尝试这一方法，并可能会发展至更高层次的水平，询问临床医生同意或不同意某一观点，以及使用 Likert 评分来获取该类信息。也许还能够实现更为复杂的投票，包括不仅是量化支持，还能够表达不确定或提供不同的观点。也可考虑对专家的意见和投票，与网络参与者的意见和投票进行对比等等。现行方法和潜在新方法的优缺点见表 1.1。

尽管这些只是初步的措施，其未来的发展方向还不确定，这一新的形成共识的方法具有增加我们对全球临床实践的理解和帮助我们确定需要优先研究对象的潜力。如果网络将成为新的临床共识决策的国际工具，而通过这一工具临床医生可以参与并影响围手术期进程，所有医务工作者无论专业或地理位置，都能够接入这一网络，并且具有应用这一工具的技巧和自信非常关键。其必须是合作、协助、包容和平等的。这与目前传统的专家主导方式差异很大，传统的方式通常更具有竞争性、排外性、非平等性，并且是基于学术声望的。因此这一工具能否成型，仍具有不确定性。

表 1.1　传统共识达成途径与新型基于网络的共识达成途径的优缺点

	传统共识方法	基于网络的共识方法
优点	广泛应用并被熟知	民主
	逻辑上便于实施	包容与开放
	通常被学术团体所接受	共识可能是动态演变的
	权威	超越了"西方"国家的范畴
	通常包含了几位领域内关键的研究者	网站一旦建立，便于维护且可应用于多个问题
	通常生成一些文件	与某一学会的政治目的无关
	通常可以生成建议或推荐	没有自行任命的专家，多个研究者可以提供预备的评论
缺点	排外性，非大众/民主的	可能无法发布建议或推荐
	通常只表示了"西方"的观点	网络应答者可能不具有代表性
	承担了大量成本	缺乏学术团队的支持可能会阻碍发现的推广，也缺乏政治影响力
	通常仅包含了学术团体成员，较狭隘	可能无法形成和推广指南
	可能包含了未声明的政治或科学目的	关于预期，新颖但可能存在困惑
	专家可能是"自封的"，临床经验有限	关于谁来控制网站和处理问题存在争议
	一些具有相反意见的关键研究者可能被排除在外	可能存在多个互相竞争的共识网站，造成冲突和混乱
	其建议或推荐可能被证实具有偏倚或误导性	

总　结

医学，特别是围手术期医学共识的形成和共识指南的颁布，是有潜在利益的行为，但其对患者预后的影响尚不可知。目前，这种基于形成一个较武断的所谓专家的小组定期会面发布的声明、指南、建议以及推荐意见的方法具有一些潜在的缺陷，但是直到最近才受到另一种方法的挑战。网络的共识形成方式首次对目前的模式提出了挑战，并克服了目前方法的一些限制，但同时也产生了新的限制。究竟哪一种模式才能够显示出经验上的优势并成为未来一二十年的主要模式，尚不明确。

参考文献

[1] Grocott MP, Pearse RM. Perioperative medicine: the future of anaesthesia? Br J Anaesth, 2012, 108: 723-726.

[2] Chen K, Cheung K, Sosa JA. Surgeon volume trumps specialty: outcomes from 3596 pediatric cholecystectomies. J Pediatr Surg, 2012, 47: 673-680.

[3] Mann CD, Palser T, Briggs CD, et al. A review of factors predicting perioperative death and early outcome in hepatopancreaticobiliary cancer surgery. HPB (Oxford), 2010, 12: 380-388.

[4] Bellomo R, Bagshaw SM. Evidence-based medicine: classifying the evidence form clinical trials-the need to consider other dimensions. Crit Care, 2006, 10: 232-240.

[5] Guyatt G, Gutterman D, Baumann MH, et al. Grading strength of recommendations and quality of evidence in clinical guidelines: report from an American College of Chest Physicians Task Force. Chest, 2006, 129: 174-181.

[6] Dellinger RP, Levy MM, Carlet JM. Surviving sepsis campaign: international guide-lines for management of severe sepsis and septic shock: 2008. Intensive Care Med, 2008, 34: 17-60.

[7] Hicks P, Cooper DJ, Australian and New Zealand Intensive Care Society (ANIZCS). Surviving sepsis campaign: international guidelines for management of severe sepsis and septic shock: 2008. Crit Care Resusc, 2008, 10: 6-8.

[8] The NICE-SUGAR Study Investigators. Intensive versus conventional glucose control in critically ill patients. N Engl J Med, 2009, 360: 1283-1297.

[9] Ranieri VM, Thompson BT, Barie PS, et al. Drotrecogin alfa (activated) in adults with septic shock. N Engl J Med, 2012, 366: 2055-2064.

[10] ARISE Investigators, ANZICS Clinical Trials Group. Goal-directed resuscitation for patients with early septic shock. New Engl J Med, 2014, 371: 1496-1506.

[11] The ProCESS Investigators. A randomized trial of protocol-based care for early septic shock. New Engl J Med, 2014, 370: 1683-1693.

[12] Mouncey PR, Osborn TM, Power GS, et al. Trial of early, goal directed resuscitation for septic shock. N Engl J Med, 2015, 372: 1301-1311.

[13] Boone D, Halligan S, Mallett S, et al. Systematic review: bias in imaging studies—the effect of manipulating clinical context, recall bias and reporting intensity. Eur Radiol, 2012, 22: 495-505.

[14] Bellomo R, Warrillow SJ, Reade MC. Why we should be wary of single center trials. Crit Care Med, 2009, 37: 3114-3119.

[15] Rosenberg EI, Bass PF 3rd, Davidson RA. Arriving at correct conclusions: the importance of association, causality, and clinical signiicance. South Med J, 2012, 105: 161-166.

[16] Cleophas TJ, Zwinderman AH. Clinical trials: how to assess confounding and why so. Curr Clin Pharmacol, 2007, 2: 129-133.

［17］ Landoni G, Rodseth RN, Santini F, et al. Randomized evidence for reduction in perioperative mortality. J Cardiovasc Anesth, 2012, 26: 764 - 772.

［18］ Landoni G, Pisano A, Lomivorotov V, et al. Randomized evidence for reduction of perioperative mortality: an updated consensus process. J Cardiothorac Vasc Anesth, 2016, pii: S1053 - 0770 (16) 30281 - 6. doi: 10. 1053/j. jvca. 2016. 07. 017. Review. .

［19］ Bellomo R, Weinberg L. Web-enabled democracy-based consensus in perioperative medicine: sedition or solution? J Cardiothorac Vasc Anesth, 2012, 26: 762 - 763.

（邓　姣　译，雷　翀　审）

第2章

达成共识的过程

Massimiliano Greco , *Pier Carlo Bergonzi* , *Luca Cabrini*

2.1 简　介

手术是世界上最常见的医疗操作，每年全球有近 2.8 亿手术操作[1]，其中大部分发生在中高收入国家。因此，西方国家卫生系统的经济资源有很大一部分花费在围手术期医疗上。

但是围手术期医疗领域的高质量证据少的惊人。大部分围手术期使用的药物和技术从来没有被证明对患者生存具有正面或负面的影响，而仅是依据当地的"传统"，或者根据其他替代结局来评估其效能，这样做的目的通常是为了节省临床研究开支或样本量[2]。

此外，大样本的前瞻性研究显示围手术期死亡率低于 4%。因此，对于每年数百万计接受手术的患者而言，即便每种药物只对死亡率产生很少的变化，每年也能影响成千上万患者的性命。

为帮助临床医生改善围手术期医疗并使其合理化，一些学术团体已经颁布了多项指南。由于缺乏随机证据，指南传统上也更多基于专家的知识，而不是随机证据。因此指南中包含的大多数建议被认为处于循证医学证据金字塔的较低层次[3]，而这种指南却是医疗的标准。

为了解决这一问题，建立了民主共识会议方法学[4-5]，并在之前 2012 年围手术期医学的共识大会[6]和其他主题的一些会议中[7-10]成功应用。我们针对围手术期死亡率应用相同方法开展了一项新的研究，依据过去 3 年发表的有关围手术期医疗最好的随机证据，对共识会议进行更新。

M. Greco, MD, Msc(✉) · L. Cabrini, MD
Department of Anesthesia and Intensive Care, San Raffaele Hospital,
via Olgettina 60, 20132 Milan, Italy
e-mail: mass. greco@ gmail. com; cabrini. luca@ hsr. it

P. C. Bergonzi, MD
Department of Anesthesia and Intensive Care, Cleveland Clinic, Dubai, UAE
e-mail: bergonp@ clevelandclinicabudhabi. ae

© Springer International Publishing AG 2017
G. Landoni et al. (eds.), Reducing Mortality in the Perioperative Period,
DOI 10. 1007/978 - 3 - 319 - 46696 - 5_2

会议共识是基于之前描述的五步法建立的：第一阶段是系统综述，确定合适的文章；第二阶段是第一次基于网络的投票；第三阶段是通过共识会议；第四阶段是会议结果经过新一轮网络投票验证；最终一步是再次分析和发表结果[4]（图2.1）。

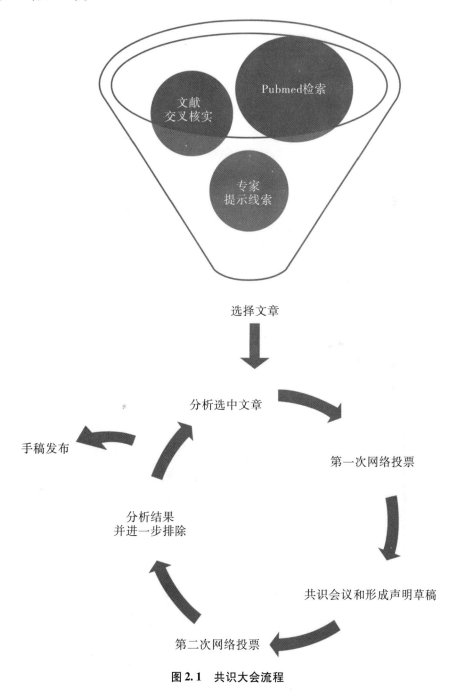

图 2.1　共识大会流程

2.2 新系统综述

系统综述是重新进行分析，没有时间限制。本系统综述从 2014 年 9 月开始到 2015 年 1 月为止，由一组经过培训的医生团队进行。

如果达到以下标准则在共识过程中保留该文献：

- 基于随机证据（RCT 研究或对 RCT 研究的 meta 分析）。
- 聚焦于辅助/非手术干预（药物、策略或技术）。
- 报道死亡率，干预组和对照组之间存在显著统计学差异。
- 在同行评议杂志上发表。
- 包含接受各种手术的成年患者。

每一名参与共识的人，在共识会议结束前的任何时间，都可以提出满足以上标准的新文章。

从 Pubmed 检索和专家推荐的共 19 633 篇文章中，保留了 85 篇做进一步分析（由题目、摘要排除 19 548 篇）。经过细节评估排除了其中 10 篇文章，在第一次网络投票和面对面讨论时共提出了 75 篇。

2.3 第一次网络投票

根据已经充分验证的民主医疗方法，在共识会议前、后进行了 2 次国际网络投票，共有来自 61 个国家的 500 名不同医疗专业的医生，在专为此投票设立的 www. democracybasedmedicine. org. 网站参与了网上投票。参与者覆盖了围手术期医学领域的大部分医疗专业。即将发布的共识通过网络与电邮和科学网络进行宣传。

第一次网络投票在 2015 年 3 月 1 日至 5 日进行，请参与者们投票赞成或反对确定的议题并向共识进一步提交文章。对于每一项干预措施，鼓励参与者在独立开放的讨论中积极表达各自的观点。所有观点都将被收集并呈现在会议中。

要求网络参与者对每一项干预措施公开任何可能存在的利益冲突，也邀请他们在共识会议前提供新的论文建议。

2.4 第三阶段：共识会议

2015 年 3 月 6 日，在米兰的 Vita-Salute 大学进行了一次面对面会议，参会的特别小组包括麻醉医生、重症医生、外科医生、心血管医生和流行病学家。

每一个共识议题由一个起草员提起，由 1～2 个讨论者评论，通过争论，产生会议立场声明，描述纳入或排除该议题的理由。

表 2.1 列举了排除的文章和原因。

这次网络投票中，2 篇文章是由于筛选失误排除的；16 篇文章（13 个主题）主要由于方法学限制或无法定论的结果被排除。

最终 16 个议题（46 篇文章）被证明可能影响围手术期死亡率，被共识大会选中。

表 2.1　共识过程排除的议题

共识会议中排除的可降低死亡率的主题	共识会议中排除的可增加死亡率的主题	第二次网络投票中支持率低而排除的主题
替卡西林	吸氧	微创体外循环
心肺复苏时腹部按压		开放性输血策略
N－乙酰半胱氨酸	深度镇静比轻度镇静有害	他汀类[a]
低血压复苏	使用碳酸氢钠碱化尿液	
主动负压腹膜疗法		
氯己定口腔冲洗		
α－2 肾上腺素能激动剂		
奈西利肽		
预防性抗真菌两性霉素		
多培沙明		

a：反对该措施的新的高质量证据发表后移除

2.5　第二次网络投票

共识大会形成的声明在 2015 年 3 月至 8 月经历第二轮同行评议的网络投票。参与者对共识中提出的声明再次进行投票支持或争议。

表 2.2 展示了第二次网络调查包含的议题。

支持率比较低的主题声明（＜67%）在此步骤被排除。2 个因支持率低被废除的主题见表 2.1，另一议题（他汀类药物）获得了大多数参与者的支持，但在共识起草阶段，发表了一项高质量的证据反对该措施，该措施被进一步排除。

结论：第二次围手术期医学民主共识会议确定了 13 项主题，11 项降低死亡率，2 项增加死亡率。相关内容见表 2.3，详细的阐释见本书其他章节。

表 2.2　第二次网络调查的结构

降低死亡率的措施	增加死亡率的措施
1. 你同意这句话吗？（同意；不同意；不知道）	1. 你同意这句话吗？（同意；不同意；不知道）
2. 你在临床实践中常规采用该措施吗？（是的；没有；该情况不适用）	2. 你在临床实践中常规避免该措施吗？（是的；没有；该情况不适用）
3. 你会在未来的国际指南中纳入该措施以减少死亡率吗？（是的；不会；不知道）	3. 你会在未来的国际指南中指出避免该措施以减少死亡率吗？（是的；不会；不知道）

表 2.3　影响围手术期生存的药物/技术

主题	证据类型
减少围手术期死亡率	
优化围手术期血流动力学	5 项 RCT 研究的 meta 分析
采用胰岛素控制血糖	2 项 RCT 以及 1 项 RCT 的 meta 分析
无创通气	3 项 RCT
左西孟旦	4 项 meta 分析以及 1 项 RCT
少白红细胞输血	2 项 RCT
高风险 CABG 手术术前使用主动脉球囊反搏（IABP）	4 项 meta 分析和 1 项 RCT
挥发性麻醉药物	2 项 meta 分析
氨甲环酸	1 项 meta 分析
椎管内麻醉	4 项 meta 分析
远程缺血预处理	1 项 RCT
选择性消化道去污	1 项 meta 分析
增加围手术期死亡率	
β 受体阻滞剂	3 项 meta 分析和 1 项 RCT
抑肽酶	1 项 RCT

2.6　展望未来

　　围手术期医学的第二次共识会议仅确定了 13 项能够影响围手术期死亡率的措施。与围手术期使用的药物和技术数量相比，这一数字低得惊人。

　　随着手术患者人群年龄的增长，合并疾病越来越多，任何围手术期使用的措施都应该根据循证医学原则进行评价。我们认为围手术期医学领域使用的药物和技术应该以生存率作为主要结局指标，而不是用其他替代结局指标进行衡量。应该采用多中心 RCT 研究，而不是低质量的证据[11]。社会必须增加个人或机构捐助者对围手术期医学的研究经费投入，来刺激本领域的研究。这一进程虽然已经开始，但在未来需要进一步扩大，以改进手术安全，减少围手术期医疗的死亡负担。在未来几年该领域会有越来越多的研究证据发表，我们计划采用创新的民主医疗方法对会议共识进行其他更新，使这一共识能够持续对临床医生的日常工作发挥有价值的帮助。

参考文献

[1] Weiser TG, Regenbogen SE, Thompson KD, et al. An estimation of the global volume of surgery：a modelling strategy based on available data. Lancet, 2008, 372：139 – 144.

[2] Ensor H, Lee RJ, Sudlow C, et al. Statistical approaches for evaluating surrogate outcomes in clinical trials：a systematic review. J Biopharm Stat, 2015, 21：1 – 21.

[3] Rosenberg W, Donald A. Evidence based medicine：an approach to clinical problem-solving. BMJ, 1995, 310：1122 – 1126.

[4] Greco M, Zangrillo A, Mucchetti M, et al. Democracy-based consensus in medicine. J Cardiothorac Vasc Anesth, 2015, 29：506 – 509.

[5] Bellomo R, Weinberg L. Web-enabled democracy-based consensus in perioperative medicine：sedition or solution? J Cardiothorac Vasc Anesth, 2012, 26：762 – 763.

[6] Landoni G, Rodseth RN, Santini F, et al. Randomized evidence for reduction of perioperative mortality. J Cardiothorac Vasc Anesth, 2012, 26：764 – 772.

[7] Landoni G, Pisano A, Lomivorotov V, et al. Randomized evidence for reduction of perioperative mortality：an updated consensus process. J Cardiothorac Vasc Anesth, 2016, pii：S1053 – 0770 (16) 30281 – 6. doi：10. 1053/j. jvca.

[8] Landoni G, Augoustides JG, Guarracino F, et al. Mortality reduction in cardiac anesthesia and intensive care：results of the first International Consensus Conference. Acta Anaesthesiol Scand, 2011, 55：259 – 266.

[9] Landoni G, Comis M, Conte M, et al. Mortality in multicenter critical care trials：an analysis of interventions with a signiicant effect. Crit Care Med, 2015, 43：1559 – 1568.

[10] Landoni G, Bove T, Székely A, et al. Reducing mortality in acute kidney injury patients：systematic review and international web-based survey. J Cardiothorac Vasc Anesth, 2013, 27：1384 – 1398.

[11] Bellomo R, Warrillow SJ, Reade MC. Why we should be wary of single-center trials. Crit Care Med, 2009, 37：3114 – 3119.

（邓　姣　译，雷　翀　审）

第3章

无创通气与围手术期死亡率

Paolo Feltracco, Daniela Pasero, Laura Ruggeri

3.1 简 介

术后肺部并发症（postoperative pulmonary complications，PPCs）是由不同的呼吸功能损伤造成的，常见的原因有腹部、胸部和膈肌功能失调，以及手术和麻醉后肺实质膨胀减少和肺萎陷。这些异常在长时间和高风险的手术操作后经常出现，并且可能持续数天。术后任何肺部异常都会对患者造成影响，增加发生通气血流比例失调、低氧血症、二氧化碳蓄积和呼吸衰竭的风险。而且，PPCs 可能与住院时间延长、远期预后不佳以及生存率降低有关[1]。

纳入成人非心脏手术患者的 EUSOS 研究（$N=46\ 539$）证明[2]，术后急性呼吸衰竭是增加并发症发生率和死亡率的主要原因之一。影响所有手术患者中的 5% ~ 10% 和 40% 的腹部手术患者中[3-4]。

尽管与并发症和死亡率相关，多年来有创机械通气被认为是急性 PPCs 的唯一通气策略[5]。然而，近几年无创通气（noninvasive ventilation，NIV）被越来越广泛地认为是比有创机械通气更简便、安全的替代方式，可增加术后适宜呼吸管理。该领域的 meta 分析和原创性论著[6-7]显示使用 NIV 预防或治疗围手术期呼吸衰竭与肺炎发生率、再插管率和总体并发症发生率降低相关。NIV 对生存的作用主要来源于为数不多的小样本且质量不高的研究，在最近更新的网络国际共识会议中证实其减少成人手术术后死亡率的作用[8-9]。值得注意的是，

P. Feltracco, MD
Anesthesia and Intensive Care, Via Cesare Battisti 257, 35100 Padova, Italy
e-mail: paolofeltracco@ inwind. it

D. Pasero, MD
Cardiac Intensive Care Unit, Anesthesiology and Critical Care Medicine Department,
AO Città della Salute e della Scienza, Corso Bramante, 88/90, 10126 Torino, Italy
e-mail: danielacristina. pasero@ gmail. com

L. Ruggeri, MD (✉)
Anestesia e Rianimazione, Ospedale San Raffaele,
Università Vita-Salute San Raffaele, Milan, Italy
e-mail: lauraruggeri. md@ gmail. com

© Springer International Publishing AG 2017
G. Landoni et al. (eds.), *Reducing Mortality in the Perioperative Period*,
DOI 10.1007/978-3-319-46696-5_3

目前 NIV 并未在围手术期得到充分应用，因为很少有医疗中心有能力在外科病房[10]甚至是外科重症监护室（intensive care unit，ICU）使用 NIV。

3.2　已发表的证据

NIV 在预防术后急性呼吸衰竭（预防性应用）或治疗已经发生的急性呼吸衰竭（治疗性应用）的应用在逐渐增加。最近 2 项根据围手术期 NIV 应用的随机临床试验开展的 meta 分析[7,11]，跟踪了腹部手术（9 项研究）、胸部手术（3 项）、心脏手术（8 项）、胸腹手术（3 项）、肥胖症治疗手术（4 项）以及实质器官移植手术（2 项）。结果发现预防性和治疗性 NIV 都有利于减少留院天数和肺炎及再插管率。术后拔管后接受 NIV 患者 ICU 停留时间减少。然而，尚无充分的数据来评估相对于标准的治疗方案，NIV 是否影响患者的生存率。

3.2.1　胸科手术

肺部手术后预防性或治疗性使用 NIV 有利于气体交换和肺容量的证据已被充分证实，即使高风险患者也同样适用[12-13]。Lefebvre 等分析预防性应用显示肺部手术后急性呼吸衰竭使用 NIV 如何减少有创机械通气需求和减少影响手术部位（支气管断裂、支气管胸膜瘘、持续漏气和肺炎）的总体严重并发症[14]。然而，这些数据没有在 Lorut 等[15]人的研究中得到证实，他们对 COPD 患者展开随机试验在大型肺部手术后比较早期预防性使用 NIV 和传统的术后治疗。他们发现两组患者急性呼吸事件，插管率，感染或非感染性并发症发生率，ICU停留时间、住院时间和 30d 死亡率都没有显著差异。

降低死亡率的唯一证据来自于一项随机单中心试验（48 例患者），其中肺切除后发生急性低氧性呼吸衰竭的患者随机分组接受 NIV 或标准治疗[16]。NIV 治疗使用鼻面罩压力支持模式通气以达到 8 ~ 10mL/kg 的潮气量并维持外周脉氧饱和度（SpO_2）在 90% 以上。标准治疗包括给氧维持 $SpO_2 > 90\%$、支气管扩张剂、患者自控镇痛和胸部理疗。标准治疗组中有 9 例患者（37.5%），NIV 组中 3 例患者（12.5%）死亡（$P = 0.045$）。NIV 组的住院时间和 3 个月死亡率显著下降。NIV 组插管和有创通气显著降低。

3.2.2　心脏手术

最近一项关于随机试验的系统综述和 meta 分析[17]包含了 14 项研究，涉及 1211 例患者，主要是心脏或血管手术患者。结果显示 NIV 可降低再插管率［风险比（RR）= 0.29，95% CI（0.16，0.53）；效率 $P < 0.0001$；$I^2 = 0$］、住院时间和死亡率。亚组分析表明 NIV 的益处在进行性急性呼吸衰竭和术后肺部并发症高风险患者更显著。针对低风险患者的预防性研究分析结果显示 NIV 对再

插管率和除氧合外的其他预后都没有显著效应。虽然数据在持续增加，但关于NIV 有足够检验效能的随机试验仍有限。NIV 似乎对早期和严重急性呼吸衰竭（acute respiratory failure，ARF）有效，改善住院时间和生存率。NIV 作为预防性措施用于未经筛选患者的效果不明，NIV 应该限于术后 ARF 高风险患者。

此后，Al Jaaly 等[18]随机将 129 例冠状动脉旁路移植术患者分配入 NIV 和标准治疗组预防术后 PPC。虽然住院时间和死亡率没有差异，NIV 组的患者呼吸系统并发症发生率显著降低。

Zhu 等[19]人近期开展的一项随机对照试验（randomized controlled trial，RCT），将 95 例心脏手术后发生急性呼吸衰竭的患者随机分组如正压 NIV 或标准药物治疗组，根据需要进行氧疗。进行 NIV 治疗组患者再插管率、气管切开，通气相关性肺炎发生率更低，且机械通气时间和 ICU 停留时间减少。与标准治疗组相比，该组死亡率显著降低：分别是 18.8% 和 38.3%。

3.2.3 腹部手术

预防性 NIV 的益处在腹部手术中有很好的体现。治疗性 NIV 与更好的气体交换、更低的插管率及 ICU 停留时间减少相关[20-25]。Squadrone 等[26]实施了一项由意大利 15 个 ICUs 参与的大规模随机对照研究：209 例开腹手术后出现发生低氧血症的患者被随机分为两组（通过头盔给予 7.5cm H_2O 的 CPAP 或标准治疗）。CPAP 与更低的再插管率（1% vs 10%；P = 0.005）和更低的肺炎、败血症、吻合口瘘、感染发生率相关。CPAP 组的患者没有一例在院内死亡，而只接受氧疗患者组有 3 例死亡。

Narita 和同事[25]对 16 例肝脏部分切除手术后发生呼吸衰竭或（和）大面积肺不张的患者使用 NIV。NIV 组患者呼吸相关死亡率明显低于（0 vs 40%；P = 0.007）未使用 NIV 接受传统治疗患者（吸氧使 SpO_2 维持在 90% 以上，吸入支气管扩张剂，持续硬膜外镇痛，物理治疗）。NIV 组患者再插管率显著降低（12.5% vs 50%；P = 0.040），NIV 治疗后全因死亡率更低（18.8% vs 50%；P = 0.100）。

3.2.4 实质器官移植术

急性呼吸衰竭仍是实质器官移植术后死亡的最常见原因。

Antonelli 等[27]连续纳入 40 例接受实质器官移植因急性呼吸窘迫进入 ICU 的患者。20 例被分配入通过面罩给予 NIV 组，另外 20 例接受标准治疗，通过 Venturi 面罩给氧。结果发现使用 NIV 可显著降低气管内插管率（20% vs 70%；P = 0.002）和重症监护室停留时间（平均天数，5.5 vs 9.0；P = 0.03）。此外，早期应用 NIV 显著降低 ICU 死亡率，但两组患者院内死亡率相似。

3.3　治疗性应用

可以通过持续呼气末正压（continuous positive end-expiratory pressure, CPAP），或如果加上一个吸气相压力的压力支持通气（pressure support ventilation, PSV），给予正压通气。

3.3.1　通气策略

NIV 可以增加功能残气量和氧合作用，并通过增加胸内压减少呼吸做功。进行性增加压力支持和 PEEP 水平是缓解呼吸困难和改善气体交换的一个好策略。术后 NIV 试验的持续时间很难标准化；实践经验和个体耐受性将决定总体每日用量。总体而言，NIV 周期时长（1~3h 或 1~4h）会随着气体交换、呼吸模式、临床症状的改善而逐渐减少。适宜的无创通气策略取决于个体患者和当地可行性及方案，设备和专业人员的可获取性。值得注意的是治疗术后肺功能不全的同时也应该进行良好的疼痛控制（如硬膜外镇痛）。

3.3.2　患者呼吸机接口

鼻面罩、口鼻（全脸）面罩，以及"全脸"头盔仍是术后 NIV 最常用的患者端接头。鼻面罩的优势包括无效腔少、幽闭恐惧发生少，最大程度减轻并发症，尤其是在发生呕吐时。全脸面罩是目前更常用且更适于中度呼吸困难患者的方式。然而，长时间使用可能导致不适和不耐受，增加幽闭恐惧。虽然认为头盔在实施 NIV 时没有全脸面罩有效，但是由于耐受性好，对于需要长时间持续辅助通气或患有幽闭恐惧症患者，头盔是一种更好的接口选择[23]。

3.3.3　并发症

由于 NIV 治疗失败存在延迟插管的风险，被认为是最严重的并发症。Lefebvre 等[14]指出肺部分切除术后 NIV 治疗成功率为 85.3%。对于 NIV 治疗"没有反应"患者的死亡率为 46.1%。与 NIV 治疗失败显著相关的因素有之前合并心脏疾病、术后肺炎和对 NIV 无初始反应。其他 NIV 失败的预测因素有年龄、进入外科 ICU 和发生非感染性并发症。Riviere 等[28]报道胸科手术后 NIV 的失败率为 30%。作者认为在使用的前 48h 与 NIV 失败相关的 4 个独立变量是：呼吸频率增加、连续器官衰竭评估（Sequential Organ Failure Assessment, SOFA）评分增加、纤维支气管镜使用次数增加和 NIV 使用时间增加。同样的，Wallet 等[29]发现经 NIV 治疗的术后呼吸衰竭患者中 58% 不需要气管插管。与术后 NIV 失败相关的因素有：NIV 治疗 1h 后 PaO_2/FiO_2 比例下降，因医院获得性肺炎需要气管插管，和简化急性生理评分（Simplified Acute Physiology Score, SAPS）增加。

NIV 的严重并发症，如气压伤和血流动力学影响，虽然不常见，但可能有潜在的生命威胁，且通常累及肺和心血管。轻度并发症通常与 NIV 接口或气流模式有关。除与面罩、压力和气流的相关缺点，使用 NIV 还需注意误吸风险。长时间使用后常发生手臂水肿、深静脉血栓、不舒适感、面部皮肤损伤、口鼻干燥、鼻塞和胃胀气[30]。

总　结

NIV 是减轻术后肺部并发症，改善肺泡通气和气体交换，降低感染性并发症，甚至改善部分急性术后呼吸衰竭患者生存率的安全有效的措施。

临床总结表

技术	无创通气
适应证	术后急性呼吸衰竭
注意事项	因 NIV 治疗失败可能延迟插管，其被认为是最严重的并发症，应尽早发现
不良反应	严重并发症（不常见）：气压伤和血流动力学效应 轻度并发症（长时间应用后常见）： 误吸风险、手臂水肿、深静脉血栓、不舒适感、面部皮肤损伤、口鼻干燥、鼻塞和胃胀气
剂量	逐渐增加压力支持和 PEEP 水平以缓解呼吸困难和改善气体交换 适合的 NIV 试验持续时间不详
备注	生存率益处的证据来源于肺部分切除手术[16]、肝部分切除手术[24]、实质气管移植手术[26]

NIV：无创通气；PEEP：呼气末正压

参考文献

[1] Shander A, Fleisher LA, Barie PS, et al. Clinical and economic burden of postoperative pulmonary complications: patient safety summit on definition, risk-reducing interventions, and preventive strategies. Crit Care Med, 2011, 39: 2163 – 2172.

[2] Pearse RM, Moreno RP, Bauer P, et al. European Surgical Outcomes Study (EuSOS) group for the Trials groups of the European Society of Intensive Care Medicine and the European Society of Anaesthesiology. Mortality after surgery in Europe: a 7 day cohort study. Lancet, 2012, 380: 1059 – 1065.

[3] Haynes AB, Weiser TG, Berry WR, et al. Changes in safety attitude and relationship to de-

creased postoperative morbidity and mortality following implementation of a checklist-based surgical safety intervention. BMJ Qual Saf, 2001, 20: 102 – 107.

[4] Ghaferi AA, Birkmeyer JD, Dimick JB. Variation in hospital mortality associated with inpatient surgery. N Engl J Med, 2009, 361: 1368 – 1375.

[5] Carson SS. Outcomes of prolonged mechanical ventilation. Curr Opin Crit Care, 2006, 12: 405 – 411.

[6] Glossop AJ, Shephard N, Bryden DC, et al. Non-invasive ventilation for weaning, avoiding re-intubation after extubation and in the postoperative period: a meta-analysis. Br J Anaesth, 2012, 109: 305 – 314.

[7] Chiumello D, Chevallard G, Gregoretti C. Non-invasive ventilation in postoperative patients: a systematic review. Intensive Care Med, 2011, 37: 918 – 929.

[8] Landoni G, Rodseth RN, Santini F. Randomized evidence for reduction of perioperative mortality. J Cardiothorac Vasc Anesth, 2012, 26: 764 – 772.

[9] Landoni G, Pisano A, Lomivorotov V, et al. Randomized evidence for reduction of perioperative mortality: an updated consensus process. J Cardiothorac Vasc Anesth, 2016, doi: 10. 1053/j. jvca.

[10] Olper L, Cabrini L, Landoni G. Non-invasive ventilation after cardiac surgery outside the intensive care unit. Minerva Anestesiol, 2011, 77: 40 – 45.

[11] Glossop AJ, Shephard N, Bryden DC. Non-invasive ventilation for weaning, avoiding reintubation after extubation and in the postoperative period: a meta-analysis. Br J Anaesth, 2012, 109: 305 – 314.

[12] Jaber S, Chanques G, Jung B. Postoperative noninvasive ventilation. Anesthesiology, 2010, 112: 453 – 461.

[13] Perrin C, Jullien V, Vénissac N, et al. Prophylactic use of noninvasive ventilation in patients undergoing lung resectional surgery. Respir Med, 2007, 101: 1572 – 1578.

[14] Lefebvre A, Lorut C, Alifano M, et al. Noninvasive ventilation for acute respiratory failure after lung resection: an observational study. Intensive Care Med, 2009, 35: 663 – 670.

[15] Lorut C, Lefebvre A, Planquette B, et al. Early postoperative prophylactic noninvasive ventilation after major lung resection in COPD patients: a randomized controlled trial. Intensive Care Med, 2014, 40: 220 – 227.

[16] Auriant I, Jallot A, Hervé P. Noninvasive ventilation reduces mortality in acute respiratory failure following lung resection. Am J Respir Crit Care Med, 2001, 164: 1231 – 1235.

[17] Olper L, Corbetta D, Cabrini L, et al. Effects of non-invasive ventilation on reintubation rate: a systematic review and meta-analysis of randomised studies of patients undergoing cardiothoracic surgery. Crit Care Resusc, 2013, 15: 220 – 227.

[18] Al Jaaly E, Fiorentino F, Reeves BC, et al. Effect of adding postoperative noninvasive ventilation to usual care to prevent pulmonary complications in patients undergoing coronary artery by-

pass grafting: a randomized controlled trial. J Thorac Cardiovasc Surg, 2013, 146: 912 – 918.

[19] Zhu GF, Wang DJ, Liu S, et al. Eficacy and safety of noninvasive positive pressure ventilation in the treatment of acute respiratory failure after cardiac surgery. Chin Med J (Engl), 2013, 126: 4463 – 4469.

[20] Varon J, Walsh GL, Fromm RE Jr. Feasibility of noninvasive mechanical ventilation in the treatment of acute respiratory failure in postoperative cancer patients. J Crit Care, 1998, 13: 55 – 57.

[21] Kindgen-Milles D, Buhl R, Gabriel A, et al. Nasal continuous positive airway pressure: a method to avoid endotracheal reintubation in postoperative high-risk patients with severe nonhypercapnic oxygenation failure. Chest, 2000, 117: 1106 – 1111.

[22] Jaber S, Delay JM, Chanques G, et al. Outcomes of patients with acute respiratory failure after abdominal surgery treated with noninvasive positive pressure ventilation. Chest, 2005, 128: 2688 – 2695.

[23] Conti G, Cavaliere F, Costa R. Noninvasive positive-pressure ventilation with different interfaces in patients with respiratory failure after abdominal surgery: a matched-control study. Respir Care, 2007, 52: 1463 – 1471.

[24] Michelet P, D'Journo XB, Seinaye F, et al. Non-invasive ventilation for treatment of postoperative respiratory failure after oesophagectomy. Br J Surg, 2009, 96: 54 – 60.

[25] Narita M, Tanizawa K, Chin K, et al. Noninvasive ventilation improves the outcome of pulmonary complications after liver resection. Intern Med, 2010, 49: 1501 – 1507.

[26] Squadrone V, Coha M, Cerutti E, et al. Continuous positive airway pressure for treatment of postoperative hypoxemia: a randomized controlled trial. JAMA, 2005, 293: 589 – 595.

[27] Antonelli M, Conti G, Bufi M. Noninvasive ventilation for treatment of acute respiratory failure in patients undergoing solid organ transplantation: a randomized trial. JAMA, 2000, 283: 235 – 241.

[28] Riviere S, Monconduit J, Zarka V, et al. Failure of noninvasive ventilation after lung surgery: a comprehensive analysis of incidence and possible risk factors. Eur J Cardiothorac Surg, 2011, 39: 769 – 776.

[29] Wallet F, Schoefler M, Reynaud M, et al. Factors associated with noninvasive ventilation failure in postoperative acute respiratory insuficiency: an observational study. Eur J Anaesthesiol, 2010, 27: 270 – 274.

[30] Carron M, Freo U, BaHammam AS, et al. Complications of non-invasive ventilation techniques: a comprehensive qualitative review of randomized trials. Br J Anaesth, 2013, 110: 896 – 914.

（李 莜 译，雷 翀 审）

第 4 章

吸入麻醉药物在降低围手术期死亡率中的作用

Murali Chakravarthy, *Laura Ruggeri*

4.1 总体原则

在最近的一次共识会议，12 项改善围手术期预后的干预措施中，吸入性麻醉剂是唯一确定可以减少外科围手术期死亡率的麻醉药物[1-2]。已证明吸入麻醉药有短期和长期保护效应[3-4]。越来越多的证据支持吸入性麻醉药能减少死亡率。

4.2 发表的证据

很多随机对照研究提示心脏手术中接受吸入麻醉药患者与接受全凭静脉麻醉（total intravenous anesthesia，TIVA）患者相比，心脏肌钙蛋白释放减少。一项对随机试验的 meta 分析总结了这些研究结果，并发现吸入麻醉剂对心肌梗死和生存率的有益作用[5]。基于这些结果，美国心脏学院（American College of Cardiology，ACC）和美国心脏协会（American Heart Association，AHA）认为使用吸入性麻醉药可能具有心脏保护作用[6]。最近一项 meta 分析证实接受 TIVA 患者的死亡率比接受挥发性麻醉药的患者加倍（挥发性麻醉药组 *vs* TIVA 组：1.3% *vs* 2.6%，$P = 0.004$）[7]。

4.3 药学特性

吸入性麻醉药似乎通过"缺血预处理"的机制发挥心肌保护效应，即"对短时亚致死性缺血损伤的适应性反应产生对随后致死性缺血损伤的保护效应"。缺血预处理提供 2 个"保护窗"：第 1 个发生于恢复循环即刻并持续约 2h，第 2

M. Chakravarthy, MC, DA, DNB, FICC, FIACTA
Department of Anesthesia, Critical Care and Pain Relief, Fortis Hospitals, Bangalore, India
e-mail：mailchakravarthy@gmail.com

L. Ruggeri, MD (✉)
Department of Anesthesia and Intensive Care, Ospedale San Raffaele, Milan, Italy
e-mail：lauraruggeri.md@gmail.com

© Springer International Publishing AG 2017
G. Landoni et al. (eds.), Reducing Mortality in the Perioperative Period,
DOI 10.1007/978-3-319-46696-5_4

个发生于 24h 后持续至 72h。已确定细胞内信号通路导致内质网和线粒体三磷酸腺苷调节的钾通道开放在心肌保护中发挥重要作用，这一效应存在剂量依赖性。活性氧族、凋亡级联反应、一氧化氮和细胞内钙超载在预处理中也发挥主要作用。异氟烷的心肌保护触发部分线粒体解偶联并减少线粒体钙摄取[8]。基因芯片使研究者可以展示缺血预处理和异氟烷心脏保护可调节的大鼠心脏基因表达，提示触发器依赖型转录组差异[9]。然而，最近有关心脏手术远程缺血预处理的多中心试验没有显示有益的效应[10]。

4.4 治疗性应用

已知吸入麻醉剂心脏保护的治疗性应用于体外循环、不停跳心脏手术、经皮冠状动脉介入手术和非心脏手术。这一保护现象主要体现在使用体外循环的心脏手术，其次是非体外循环下冠状动脉旁路移植术（off-pump coronary artery bypass，OPCAB）。在经皮冠状动脉介入手术和非心脏手术中的作用更小。

4.4.1 体外循环心脏手术患者的心肌保护

目前认为"收缩性、代谢改变和预处理样效应都发挥了对缺血再灌注损伤的保护特质"[11]。

异氟烷

Bignami 和同事在最近一项 meta 分析中对比异氟烷和丙泊酚的作用，发现在试验实施良好的亚组中死亡率有下降趋势（$P = 0.05$）[12]。异氟烷保护活化促生存信号通路，即使联合使用缺血预处理和异氟烷麻醉药物预处理也仅提升细胞内 ATP 浓度而没有叠加效应[13]。最近一项 meta 分析纳入 37 项随机对照试验包括 3539 例患者，其中 16 项为心脏手术，21 项非心脏手术。作者发现只有当存在低风险偏倚的试验纳入分析时死亡率下降［异氟烷组 *vs* 对照组：0 *vs* 0.7%，OR = 0.13，95% CI（0.02，0.76），$P = 0.02$］，其中包含 4 项心脏试验和 6 项非心脏试验，5 种非吸入性麻醉剂和 5 种吸入性麻醉剂作为对照物。亚组分析用丙泊酚做对照物时存在死亡率下降趋势（0.2% *vs* 1.1%，$P = 0.05$；包含 16 项研究）[12]。

七氟烷和地氟烷

最近数据显示七氟烷/地氟烷可改善心脏预后[7]。在这项 meta 分析中，作者指出"挥发性麻醉剂与机械通气时间、ICU 停留时间和住院时间缩短相关。此外，17 项包含肌钙蛋白 I 分析的研究中，7 项研究偏好挥发性麻醉方案，6 项研究观察到偏好挥发性麻醉剂的趋势，4 项研究偏好 TIVA"。Landoni 和同事认为"与 TIVA 相比，使用挥发性麻醉剂，特别是使用七氟烷或地氟烷实施麻醉降低心脏手术后死亡率。需要开展大规模多中心试验证实麻醉剂的选择将显著影响患者的长期生存率"[7]。同一研究组最近计划开展大规模随机研究来验证这些发现［NCT02105610］。使用吸入性麻醉药物与TIVA组相比降低1年死亡率，但心肌损伤标志物组间无差异[14]。

4.4.2　OPCAB手术患者的心脏保护

预期吸入麻醉药在OPCAB时发挥相似的心脏保护作用是合理的。Hemmerling和同事发现接受七氟烷的OPCAB手术患者与接受丙泊酚的患者相比，术后第1个24h心肌损伤减少[15]。Wang和同事最近在一项研究中纳入48例患者发现，>1 MAC七氟烷在OPCAB手术中发挥显著的心肌保护作用[16]。但在一项大规模随机对照研究中，作者没有发现使用吸入麻醉药物的短期优势[17]。还缺乏有关这一问题的数据。

4.4.3　非心脏手术或经皮冠状动脉介入操作患者的心脏保护

现有关于吸入麻醉药物对非心脏手术和经皮冠状动脉介入操作的数据不支持其保护作用[18-19]。

总　结

挥发性麻醉剂降低体外循环或不停跳心脏手术患者的术后死亡率和并发症发生率。缺乏TIVA发挥保护作用的证据。目前尚未发现哪种挥发性麻醉剂优于其他挥发性麻醉剂，总体而言，临床上它们都发挥保护效应。但是，能发挥最大保护效应和产生最小不良反应的给药途径、时程、药物种类尚在研究中。需要开展大规模多中心随机对照研究帮助更好地理解这些复杂的问题。

临床总结表

药物	吸入麻醉药
适应证	全身麻醉下心脏手术时心肌保护
注意事项	心肌保护效应具有剂量、时程和吸入麻醉剂依赖性
不良反应	常见吸入麻醉药物的不良反应如低血压、心脏抑制、心律失常和对其他实质器官的作用
剂量	目前不清楚
备注	已有大量文献报道心肌保护、减少梗死面积和降低心脏手术的死亡率

参考文献

[1] Landoni G, Rodseth RN, Santini F, et al. Randomized evidence for reduction of perioperative

mortality. J Cardiothorac Vasc Anesth, 2012, 26: 764 – 772.

[2] Landoni G, Pisano A, Lomivorotov V, et al. Randomized evidence for reduction of perioperative mortality: an updated consensus process. J Cardiothorac Vasc Anesth, 2012, doi: 10. 1053/j. jvca.

[3] Jakobsen CJ, Berg H, Hindsholm KB, et al. The inluence of propofol versus sevolurane anesthesia on outcome in 10, 535 cardiac surgical procedures. J Cardiothorac Vasc Anesth, 2007, 21: 664 – 671.

[4] Garcia C, Julier K, Bestmann L, et al. Preconditioning with sevolurane decreases PECAM-1 expression and improves one-year cardiovascular outcome in coronary artery bypass graft surgery. Br J Anaesth, 2005, 94: 159 – 165.

[5] Landoni G, Biondi-Zoccai GG, Zangrillo A, et al. Deslurane and sevolurane in cardiac surgery: a meta-analysis of randomized clinical trials. J Cardiothorac Vasc Anesth, 2007, 21: 502 – 511.

[6] Fleisher LA, Beckman JA, Brown KA, et al. ACC/AHA 2007 guidelines on perioperative cardiovascular evaluation and care for noncardiac surgery: executive summary. A report of the American college of cardiology/American heart association task force on practice guidelines (Writing committee to revise the 2002 guidelines on perioperative cardiovascular evaluation for noncardiac surgery). J Am Coll Cardiol, 2007, 50: 1707 – 1732.

[7] Landoni G, Greco T, Biondi-Zoccai G, et al. Anaesthetic drugs and survival: a Bayesian network meta-analysis of randomized trials in cardiac surgery. Br J Anaesth, 2013, 111: 886 – 896.

[8] Mattheussen M, Rusy BF, Van Aken H, et al. Recovery of function and adenosine triphosphate metabolism following myocardial ischemia induced in the presence of volatile anesthetics. Anesth Analg, 1993, 76: 69 – 75.

[9] Boutros A, Wang J, Capuano C. Isolurane and halothane increase adenosine triphosphate preservation, but do not provide additive recovery of function after ischemia, in preconditioned rat hearts. Anesthesiology, 1997, 86: 109 – 117.

[10] Meybohm P, Bein B, Brosteanu O, et al. A multicenter trial of remote ischemic preconditioning for heart surgery. N Engl J Med, 2015, 373: 1397 – 1407.

[11] De Hert SG. Volatile anesthetics and cardiac function. Semin Cardiothorac Vasc Anesth, 2006, 10: 33 – 42.

[12] Bignami E, Greco T, Barile L, et al. The effect of isolurane on survival and myocardial infarction: a meta-analysis of randomized controlled studies. J Cardiothorac Vasc Anesth, 2013, 27: 50 – 58.

[13] Zaugg M, Lucchinetti E, Uecker M, et al. Anaesthetics and cardiac preconditioning, part I, signalling and cytoprotective mechanisms. Br J Anaesth, 2003, 91: 551 – 565.

[14] De Hert S, Vlasselaers D, Barbé R, et al. A comparison of volatile and non volatile agents for cardio protection during on-pump coronary surgery. Anaesthesia, 2009, 64: 953 – 960.

[15] Hemmerling T, Olivier JF, Le N, et al. Myocardial protection by isolurane vs. sevolurane in

ultra-fast-track anaesthesia for off-pump aortocoronary bypass grafting. Eur J Anaesthesiol, 2008, 25: 230 – 236.

[16] Wang J, Zheng H, Chen CL, et al. Sevolurane at 1 MAC provides optimal myocardial protection during off-pump CABG. Scand Cardiovasc J, 2013, 47: 175 – 184.

[17] Suryaprakash S, Chakravarthy M, Muniraju G, et al. Myocardial protection during OPCAB surgery: a comparison of inhalational anesthesia with sevolurane or deslurane and total intravenous anesthesia. Ann Card Anaesth, 2013, 16: 4 – 8.

[18] Landoni G, Fochi O, Bignami E, et al. Cardiac protection by volatile anesthetics in non-cardiac surgery? A meta-analysis of randomized controlled studies on clinically relevant end-points. HSR Proc Intensive Care Cardiovasc Anesth, 2009, 1: 34 – 43.

[19] De Hert SG. Is anaesthetic cardioprotection clinically relevant? Another futile search for a magic bullet? Eur J Anaesthesiol, 2011, 28: 616 – 617.

（雷　翀　译，熊利泽　审）

第5章
椎管内麻醉能否降低围手术期死亡率？

Caetano Nigro Neto, Alexandre Slullitel, John G. Augoustides

5.1 简 介

椎管内麻醉通过向蛛网膜下腔（腰麻）和（或）硬膜外间隙（硬膜外麻醉）注射局麻药实现。根据最近2项系统综述，手术过程中使用椎管内麻醉与全身麻醉相比可能降低术后死亡率，尤其是存在中到高心脏风险的手术患者[1-2]。在第1项分析中，Guay等，总结了9个Cochrane系统综述来评估麻醉技术是否会影响术后死亡率[1]。与全麻相比，单纯椎管内麻醉可减少围手术期至术后30d死亡率［风险比0.71，95% CI（0.53，0.94）：分析了20项研究，累积样本量 $N=3006$］[1]。与单纯全身麻醉相比，椎管内麻醉联合全身麻醉对围手术期至术后30d死亡率没有显著影响［相对风险1.07，95% CI（0.76，1.51）：分析18项研究，累积 $N=3228$］[1]。在第2项分析中，Pöpping等评估了在全身麻醉下接受手术的成年患者，对比使用硬膜外镇痛与全身镇痛对死亡率的影响（累积 $N=2201$：包含至2012年7月发表的10项随机对照试验）[2]。结果显示，硬膜外镇痛后死亡风险显著下降［3.1% *vs* 4.9%，比值比0.60，95% CI（0.39，0.93）］[2]。从最近这2项系统回顾里获得的结果与发表在2000年更早的一些分析结果相一致[3-4]。即使有这些最近发表的文章，椎管内阻滞是否能降低围手术期死亡率的争论仍在继续。最近大规模高质量的试验聚焦于这个重要的问题。本章我们将回顾这一领域最近的主要试验，从而获得这一争

C. Nigro Neto, MD, PhD
Dante Pazzanese Institute of Cardiology, Federal University of Sao Paulo – UNIFESP,
São Paulo, Brazil

A. Slullitel, MD
Santa Paula Hospital-Anesthesiology and Pain Management Department,
Reference Scientific Anesthesiology Board of the Sao Paulo Medical Association（APM），
São Paulo, Brazil

J. G. Augoustides, MD, FASE, FAHA（✉）
Cardiovascular and Thoracic Section, Department of Anesthesiology and Critical Care,
Perelman School of Medicine, University of Pennsylvania, Philadelphia, PA, USA
e-mail: yiandoc@ hotmail. com

© Springer International Publishing AG 2017
G. Landoni et al.（eds.），Reducing Mortality in the Perioperative Period,
DOI 10. 1007/978 – 3 – 319 – 46696 – 5_5

论的循证答案。

5.2　主要依据

5.2.1　骨科手术

有关这个领域的关键文章是由 Urwin 等发表的[4]。他们对 15 项随机试验进行 meta 分析，这些试验对比了髋部骨折手术患者施行全身麻醉或区域麻醉的死亡率，结果发现区域麻醉组的患者 1 个月死亡率降低［比值比 0.66，95% CI（0.47，0.96）][4]。后续 2004 年发表的 Cochrane 系统综述（$N=2567$，22 项研究）显示没有足够的证据在成人髋部骨折手术中排除椎管内阻滞对围手术期死亡率的重要临床效应[5]。一项单中心的研究（$N=298$）也没能证明麻醉技术对接受髋骨骨折手术的老年患者有任何生存优势[6]。最近一项大数据分析（$N=18\ 158$；2007—2008 年美国整个纽约州 126 所医疗中心）发现椎管内麻醉显著降低成人髋骨骨折手术死亡率［比值比 0.710，95% CI（0.541，0.932），$P=0.014$][7]。在原发性成人下肢关节置换术，通过大规模的观察性队列（$N=382\ 236$，2006—2010 年全美国 400 所医疗机构）发现与椎管内麻醉相比，全身麻醉在最近一项多因素分析中显示与死亡率增加相关［比值比 1.83，95% CI（1.08，3.10），$P=0.02$][8]。与接受联合椎管内阻滞和全身麻醉的患者相比，这种临床场景下与全身麻醉相关的死亡率增加的风险持续存在［比值比 1.70，95% CI（1.06，2.74），$P=0.02$][8]。在一个原发性膝关节置管的大型观察队列中（$N=14\ 052$，2005—2010 年），椎管内麻醉显著降低围手术期并发症发生率及死亡率[9]。

总的来说，现有证据提示，在下肢主要关节手术操作中，椎管内麻醉也许具有生存优势[4-9]。虽然这些数据具有指向性，但并非结论性[10-11]。它们有助于形成假说，并计划和实施具备适当检验效能的随机临床研究验证在这一临床场景下麻醉技术是否能降低死亡率。

5.2.2　血管手术

最近一项多中心观察性试验（$N=6009$，2005—2008 年美国医疗中心），在择期血管腔内主动脉瘤修复手术中，对比椎管内麻醉技术和全身麻醉以及监护性麻醉[12]。虽然与椎管内阻滞相比，全身麻醉与肺部并发症发生率显著相关［比值比 4.0，95% 可信区间（1.3，12.5），$P=0.020$］，并且导致住院时间增加 10%［95% CI（4.8%，15.5%），$P=0.001$］，在这类手术中椎管内麻醉没有任何生存优势[12]。一项大规模国际观察性研究中（$N=1271$：30 个国家 79 个医学中心）同样发现麻醉技术与生存优势无关，尽管椎管内麻醉显著降低了患者术后进入重症监护室的风险 [比值比 0.71，95% CI（0.53，0.97），$P =$ 0.030] 和住院时长（$P = 0.003$）[13]。一项最近的 meta 分析强调，缺乏高质量的随机数据指导关于在这一大的血管手术操作中何种麻醉技术降低围手术期死亡率的决策[14]。

在下肢血管手术中，最近的观察性数据库分析（$N = 5462$，2005—2008 年全美国多个医疗中心）记录围手术期死亡率为 3%：多变量分析显示椎管内麻醉对死亡率没有显著影响[15]。同期 Cochrane 组关于这个问题的 meta 分析（$N = 696$，4 项研究）显示椎管内麻醉技术对死亡率没有决定性的影响，但也指出无法获得足够、高质量的证据[16]。最近一项综述指出虽然椎管内麻醉在临床上大量应用于血管手术患者，但目前证据对于它是否影响围手术期死亡率不能得出明确结论[17]。总的来说，正如之前评估局部麻醉对颈动脉内膜剥脱术的影响一样，未来需要检验效能适当的随机试验来评估这一问题[18]。

5.2.3 心脏手术

最近一系列 3 项 meta 分析探讨了椎管内麻醉技术对心脏手术预后的影响，包括围手术期死亡率[19-21]。前 2 项显示椎管内阻滞对死亡率没有益处[19-20]。第 3 项 meta 分析（$N = 2366$，33 项试验）提示心脏手术中使用硬膜外麻醉减少死亡和心肌梗死的复合终点事件 [比值比 = 0.61，95% CI（0.40，0.95），$P =$ 0.03,；需要治疗数 = 40][21]。最近椎管内阻滞应用于心脏手术的随机试验的检验效能不足以排除心脏手术中，它对围手术期死亡率有临床意义的有益作用[22-24]。对接受抗凝的手术患者队列存在椎管内血肿发生风险的临床顾虑仍然是纳入大量患者的障碍，因此影响了在检验效能足够的临床试验中有效回答这一问题。

5.2.4 肿瘤手术

最近一项 meta 分析提示椎管内麻醉也许能显著改善泌尿系统和结直肠肿瘤手术后的生存率[25-26]。虽然在这些临床场景中，证据倾向于椎管内麻醉能降低死亡率，但并不能确定肿瘤的复发风险是否也降低[27]。总的来说，在 meta 分析中发现的椎管内麻醉与肿瘤患者术后生存率改善之间的相关性需要进一步在检验效能合适的随机试验中验证。

总　结

尽管有大量有关心脏和非心脏手术的 meta 分析，但现有的关于椎管内阻滞对围手术期死亡率真实效应的证据尚不明确。由 Landoni 等组织的共识会议将椎管内麻醉纳入了在围手术期提供生存优势的干预措施中[28-29]。未来的研究应该具备足够的检验效能对这个问题进行充分的探讨，最理想的是进行高质量多中心随机试验。

临床总结表

技术	适应证	注意事项	备注
椎管内麻醉	下肢大关节手术操作	椎管内血肿	提示可降低死亡率
椎管内麻醉/镇痛	心脏手术	椎管内血肿	对死亡率的影响没有结论
椎管内麻醉	下肢血管手术	椎管内血肿	对死亡率的影响没有结论
椎管内麻醉	择期血管腔内主动脉瘤修复手术	椎管内血肿	对死亡率的影响没有结论
椎管内麻醉	肿瘤手术	椎管内血肿	提示可降低死亡率

参考文献

[1] Guay J, Choi PT, Suresh S, et al. Neuraxial anesthesia for the prevention of postoperative mortality and major morbidity: an overview of cochrane systematic reviews. Anesth Analg, 2014, 119: 716 - 752.

[2] Pöpping DM, Elia N, Van Aken HK, et al. Impact of epidural analgesia on mortality and morbidity after surgery: systematic review and meta-analysis of randomized controlled trials. Ann Surg, 2014, 259: 1056 - 1067.

[3] Rodgers A, Walker N, Schug S, et al. Reduction of postoperative mortality and morbidity with epidural or spinal anaesthesia: results from overview of randomised trials. BMJ, 2000, 321: 1493.

[4] Urwin SC, Parker MJ, Grifiths R. General versus regional anesthesia for hip fracture surgery: a meta-analysis of randomized trials. BJA, 2000, 84: 450 - 455.

[5] Parker MJ, Handoll HH, Grifiths R. Anaesthesia for hip fracture surgery in adults. Cochrane Database Syst Rev, 2004, 4, CD000521.

[6] Le-Wendling L, Bihorac A, Baslanti TO, et al. Regional anesthesia as compared with general anesthesia for surgery in geriatric patients with hip fracture: does it decrease morbidity, mortality and health care costs? Results of a single-centered study. Pain Med, 2012, 13: 948 - 956.

[7] Neuman MD, Silber JH, Elkassabany NM, et al. Comparative effectiveness of regional versus general anesthesia for hip fracture surgery in adults. Anesthesiology, 2012, 117: 72 - 92.

[8] Memtsoudis SG, Sun X, Chiu YL, et al. Perioperative comparative effectiveness of anesthetic technique in orthopedic patients. Anesthesiology, 2013, 118: 1046 - 1058.

[9] Pugely AJ, Martin CT, Gao Y, et al. Differences in short-term complications between spinal and general anesthesia for primary total knee arthroplasty. J Bone Joint Surg Am, 2013, 95: 193 - 199.

[10] Luger TJ, Kammerlander C, Bosch M, et al. Neuroaxial versus general anesthesia in geriatric patients for hip fracture surgery: does it matter? Osteoporos Int, 2010, 21: S555 - S572.

[11] Zuo D, Jin C, Shan M, et al. A comparison of general versus regional anesthesia for hip fracture surgery: a meta-analysis. Int J Clin Exp Med, 2015, 8: 20295 - 202301.

[12] Edwards MS, Andrews JS, Edwards AF, et al. Results of endovascular aortic aneurysm repair with general, regional, and local/monitored anesthesia care in the American College of Surgeons National Surgical Quality Improvement Program database. J Vasc Surg, 2011, 54: 1273 - 1282.

[13] Broos PP, Stokmans RA, Cuvoers PW, et al. Effects of anesthesia type on perioperative outcome after endovascular aneurysm repair. J Endovasc Ther, 2015, 22: 770 - 777.

[14] Karthikesalingam A, Thrumurthy SG, Young EL, et al. Locoregional anesthesia for endovascular aneurysm repair. J Vasc Surg, 2012, 56: 510 - 519.

[15] Ghanami RJ, Hurie J, Andrews JS, et al. Anesthesia-based evaluation of outcomes of lower-extremity vascular bypass procedures. Ann Vasc Surg, 2013, 27: 199 - 207.

[16] Barbosa FT, Cavalcante JC, Jucá MJ, et al. Neuraxial anaesthesia for lower-limb revascularization. Cochrane Database Syst Rev, 2010, 20, CD007083.

[17] Atkinson CJ, Ramaswamy K, Stoneham MD. Regional anesthesia for vascular surgery. Semin Cardiothorac Anesth, 2013, 17: 92 - 104.

[18] Lewis SC, Warlow SC, Bodenham AR, et al. General anesthesia versus local anesthesia for carotid surgery (GALA): a multicenter, randomized controlled trial. Lancet, 2008, 372: 2132 - 2142.

[19] Zangrillo A, Bignami E, Biondi-Zoccai GG, et al. Spinal analgesia in cardiac surgery: a meta-analysis of randomized controlled trials. J Cardiothorac Vasc Anesth, 2009, 23: 813 - 821.

[20] Svircevic V, van Dijk D, Nierich AP, et al. Meta-analysis of thoracic epidural anesthesia versus general anesthesia for cardiac surgery. Anesthesiology, 2011, 114: 271 - 282.

[21] Bignami E, Landoni G, Biondi-Zoccai GG, et al. Epidural analgesia improves outcome in cardiac surgery: a meta-analysis of randomized controlled trials. J Cardiothorac Vasc Anesth, 2010, 24: 586 - 597.

[22] Caputo M, Alwair H, Rogers CA, et al. Thoracic epidural anesthesia improves early outcomes in patients undergoing off-pump coronary artery bypass surgery: a prospective, randomized, controlled trial. Anesthesiology, 2011, 114: 380 - 390.

[23] Svircevic V, Nierich AP, Moons KG, et al. Thoracic epidural anesthesia for cardiac surgery: a randomized trial. Anesthesiology, 2011, 114: 262 - 270.

[24] Jakobsen CJ, Bhavsar R, Greisen J, et al. High thoracic epidural analgesia in cardiac surgery: part 2-high thoracic epidural analgesia does not reduce time in or improve quality of recovery in the intensive care unit. J Cardiothorac Vasc Anesth, 2012, 26: 1048 - 1054.

[25] Lee BM, Singh Ghotra V, Karam JA, et al. Regional anesthesia/analgesia and the risk of

cancer recurrence and mortality after prostatectomy: a meta-analysis. Pain Manag, 2015, 5: 387 – 395.

[26] Weng M, Chen W, Hou W, et al. The effect of neuraxial anesthesia on cancer recurrence and survival after cancer surgery: an updated meta-analysis. Oncotarget, 2016, 7 (12): 15262 – 73.

[27] Cakmakkaya OS, Kolodzie K, Apfel CC, et al. Anaesthetic techniques for risk of malignant tumor recurrence. Cochrane Database Syst Rev, 2014 (11): CD008877.

[28] Landoni G, Rodseth RN, Santini F, et al. Randomized evidence for reduction in perioperative mortality. J Cardiovasc Anesth, 2012, 26: 764 – 772.

[29] Landoni G, Pisano A, Lomivorotov V, et al. Randomized evidence for reduction of perioperative mortality: an updated consensus process. J Cardiothorac Vasc Anesth, 2016, pii: S1053 – 0770 (16): 30281 – 30286.

（李 莜　译，雷 翀　审）

第6章
血流动力学优化在降低围手术期死亡率中的作用

Agostino Roasio，*Piero Mussa*

6.1 总体原则

全世界范围内，每年要进行超过3亿的外科手术操作。由于围手术期死亡率仍超出预期值（高危手术患者为10%）[1-2]，最近收集并更新了在高质量研究中显示能显著降低围手术期死亡率的非外科干预措施[3-4]。其中包含了围手术期血流动力学优化，也就是目标导向性血流动力学治疗（goal-directed hemodynamic therapy，GDHT），即根据生理的流量相关的终点指标来进行液体和正性肌力药物的滴定[5]。

6.2 主要证据

血流动力学监测对围手术期预后的作用一直存在争议。事实上，尽管在一些病例中使用肺动脉导管已经被证实可以有效降低高危手术患者的围手术期死亡率[6]，后续的研究却显示了不同的结果[7]。

此外，在一项较早的研究中，在不同的重症患者中通过非常大剂量输注多巴酚丁胺获取高于正常的氧输送值（DO_2），却观察到死亡率"反常性"增加[8]。这提示在某些情况下，激进地增加氧耗是不利的，尤其是在发生器官衰竭的情况下。在后续研究中，Kern等评估了血流动力学优化对高风险患者死亡率的作用：最显著的结果发生于围手术期，在器官损伤发生前，预先对高风险手术患者进行血流动力学监测，可改善患者预后（对照组和早期优化组死亡率相差23%，在6项试验中对照组的死亡率超过20%，$P < 0.05$）[9]。

Landoni等召开的国际共识会议上显示只纳入高质量证据（RCT试验或RCT

A. Roasio (✉)
Anesthesia and Intensive Care Unit, "Cardinal Massaia" Hospital, Asti, Italy
e-mail: aroasio@ hotmail. com

P. Mussa
"Asl AT" Office, C. so Dante 202, 14100 Asti, Italy

© Springer International Publishing AG 2017
G. Landoni et al. (eds.), *Reducing Mortality in the Perioperative Period*,
DOI 10.1007/978 - 3 - 319 - 46696 - 5_6

试验的 meta 分析），在心脏手术[3]和非心脏手术中[4]围手术期死亡率显著降低。此外，根据最近更新的结果，血流动力学优化对预后的正面效应在世界范围得到了更多的认可（在更新的网络投票中得到了95%的支持率）。

在成人非心脏手术的 GDHT 研究中，最近的国际共识会议收集了 5 项 RCT 试验的 meta 分析（表6.1）[11-15]。Poeze 等发现了对死亡率的正面效应［RR = 0.75，95% CI（0.62，0.90），$P = 0.002$］，尤其是在围手术期获得超生理水平的氧供时［$DO_2 > 600mL/（min \cdot m^2）$；RR = 0.66，95% CI（0.54，0.81），$P < 0.0001$］[11]。此后的 3 项试验指出通过维持足够的组织灌注，防止围手术期多器官衰竭，对降低围手术期死亡率至关重要[12-14]。Brienza 等发现使用肺动脉导管以滴定液体和正性肌力药物至生理的 DO_2 水平对肾功能产生正向效应，从而降低围手术期死亡率［合并 OR = 0.50，95% CI（0.31，0.80），$P = 0.004$］[12]。此外，Gurgel 等分析了 5056 例高风险外科患者（32 个 RCTs），证实利用血流动力学标准维持充分的组织灌注，显著降低围手术期死亡率［合并 OR = 0.67，95% CI（0.55，0.82），$P < 0.001$］，当对照组死亡率 >20% 时，死亡率进一步下降［OR = 0.32，95% CI（0.21，0.47），$P < 0.00001$］[13]。Hamilton 等的综述显示预先进行血流动力学监测策略可以降低围手术期死亡率[14]，并得出结论：在合适的患者队列（高风险患者），通过确定的方案早期监测以维持充分的组织灌注可改善患者生存率［合并 OR = 0.48，95% CI（0.33，0.70），$P = 0.0002$］。Cecconi 等分析了 32 个 RCTs，证实良好流程化的 GDHT 显著降低围手术期死亡率［合并 OR = 0.52，95% CI（0.36，0.74），$P = 0.0003$］，尤其是在死亡风险 >20% 的高风险患者人群中［OR = 0.20，95% CI（0.09，0.41），$P < 0.0001$］[15]。最后，最近一项对 10 个 RCTs 的 meta 分析（纳入 1527 例患者）证实如果在围手术期早期即开始使用 GDHT 策略并滴定至超生理的 DO_2 可以降低围手术期死亡率［RR = 0.63，95% CI（0.42，0.94），$P = 0.02$］[16]（表6.1）。

然而，最近关于围手术期 GDHT 方面的研究并没有完全克服"灰色地带"，原因包括：

- 很多过时的研究。
- 随着麻醉和外科技术整体改善，在过去的数年间对照组死亡率显著下降。
- 在许多临床试验中使用的肺动脉导管，已经被创伤更小的监测手段取代。
- 不同研究使用的治疗手段不同（不同种类、剂量的液体和正性肌力药物）。
- 单篇文章方法学质量较低（通常是单中心的，死亡率降低的检验效能不足，且没有双盲）。

表 6.1 文献中的主要证据总结

来源	RCTs（患者）	死亡率证据	主要结论
Poeze 等[11]	所有研究，30 项 RCT（5733 例）。围手术期外科和创伤，21 项 RCT（4174 例）	成人危重病患者人群总体死亡率降低 [RR = 0.75，95% CI（0.62，0.90），$P = 0.002$]。围手术期和创伤患者 [RR = 0.66，95% CI（0.54，0.81），$P < 0.0001$]	血流动力学优化显著降低死亡率，在围手术期和创伤患者尤为显著。在这一亚组中每治疗 31 例患者拯救 1 个生命。单中心研究总体质量一般
Brienza 等[12]	20 项 RCT（4220 例）	成人外科手术患者死亡率显著下降 OR = 0.50 [95% CI（0.31，0.80）]，$P = 0.004$	血流动力学优化在高风险患者人群中降低术后肾功能衰竭发生率并显著提高生存率。但单中心研究质量差降低了证据强度
Gurgel 等[13]	32 项 RCT（5056 例）	总体死亡率下降 [OR = 0.67，95% CI（0.55，0.82），$P < 0.001$]。高风险手术患者死亡率下降 [OR = 0.32，95% CI（0.21，0.47），$P < 0.0001$]	在高风险手术患者，通过特定的方案维持组织灌注改善患者预后和降低死亡率。由 PAC 监测 DO_2 和 VO_2 获得了更显著的结果。方法学试验的质量存在一些重要缺陷
Hamilton 等[14]	29 项 RCT（4805 例）	死亡率降低 OR = 0.48，95% CI（0.33，0.70），$P = 0.0002$	在中、高风险患者预先使用血流动力干预措施可以降低死亡率。更为有效的治疗与使用肺动脉导管，液体和正性肌力药物，监测 DO_2 和心指数，及获得超生理值相关。高质量设计实施的试验非常少

续表

来源	RCTs（患者）	临床设定	死亡率证据	主要结论
Cecconi 等[15]	32 项 RCT（2808 例）	成人普通外科手术患者	总体死亡率降低 OR = 0.52，95% CI（0.36，0.74），P = 0.003；非常高风险患者 OR = 0.20，95% CI（0.09，0.41），P < 0.000 1	在合适的患者队列（极高风险患者），血流动力学优化如果以早期使用可以最大获益，并且需要明晰的方案（联合液体、正性肌力药物和使用 PAC）
Rippoles 等[16]	10 项 RCT（1527 例）	非心脏手术的成人患者	GDHT 显著降低死亡率 RR = 0.63；95% CI（0.42，0.94），P = 0.02	围手术期 GDHT 显著降低死亡率；当 GDHT 不仅限于手术后而是使用于整个围手术期，并将超生理指标作为目标时患者获益最大

CI：可信区间；DO_2：氧供；GDHT：目标导向血流动力学治疗；PAC：肺动脉导管；OR：比值比；RCTs：随机对照试验；RR：风险比；VO_2：氧耗指数

6.3 病理生理

由 Landoni 等人实施的最重要的一系列试验中，最基础的病理生理背景是维持足够的围手术期组织氧合[4]。术后组织氧耗增加产生氧债，在不能存活的患者中这一情况更严重（图 6.1）[5]。氧债是组织低氧的潜在原因，在心肌储备减少的高风险患者组织低氧更严重，持续时间更长。在肠道，这一现象会破坏内皮屏障、释放内毒素进入血液循环、活化和激活炎性反应，在最为严重的病例中随之而来的多器官功能障碍综合征（multiorgan dysfunction syndrome，MODS）导致了患者的死亡[17-18]。防止组织低氧就要保证氧供（DO_2）和氧耗（VO_2）之间的平衡（图 6.2）[19]。很难对 VO_2 进行优化，氧供（DO_2）就是血流动力学优化的关键因素。

DO_2 取决于以下参数：

氧供（DO_2）（mL/min）= 心输出量（CO）（L/min）× 动脉氧含量（CaO_2）

氧供的构成包含动脉氧含量（取决于血红蛋白和氧合）以及心输出量（CO）。许多监测技术设备可在患者床旁快速监测和调整心输出量，根据监测的技术和有创性，通过不同的方法评估每搏量（SV）进而获得 CO 数值。

心输出量（CO）（mL/min）= 每搏量（SV）（/mL）× 心率（HR）（/min）

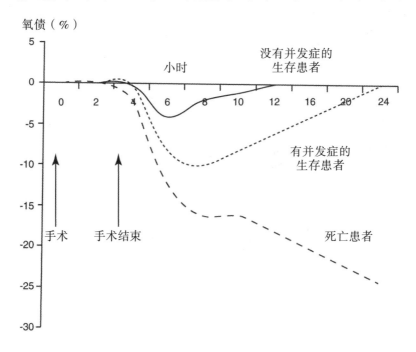

图 6.1　围手术期氧债趋势图（摘自 Marik 等[5]）

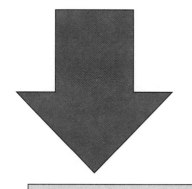
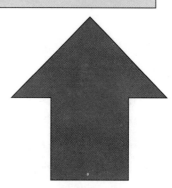

氧供（DO₂）
· 血红蛋白浓度
· 心血管功能（收缩力、
　前负荷、后负荷）
· 动脉氧含量

目标靶控血流动力学优化

氧耗（VO₂）
· 氧摄取（微血管通透性）
· 微循环
· 微血管压力（流变学）

图 6.2　围手术期血流动力学优化的概念。持续性静脉 – 静脉血液滤过（摘自 Kirov 等[18]）

　　表6.2总结了不同设备的主要特点[20]。除了灌注参数（SV 和 CO），许多现有的设备通过测量其他参数进行更为精确的血流动力学管理：

　　• 静态的前负荷数据：全心舒张末容量（global end-diastolic volume，GEDV）、胸腔内血容量（intrathoracic blood volume，ITBV）、血管外肺水（extravascular lung water，EVLW）。

　　• 功能性血流动力学变量：收缩期容量变异率（systolic volume variation，SVV）、脉搏压变异率（pulse pressure variation，PPV）、对被动抬腿试验（passive leg raising test，PLR test）的反应。

　　• 氧饱和度数据：中心静脉血氧饱和度（sentral venous，ScvO₂）或混合静脉血氧饱和度（mixed venous，SvO₂）反映了组织氧供和氧耗的平衡。

　　尽管与围手术期预后无直接关联，但监测以上参数可实现对血流动力学的完善管理。尤其是监测静脉血氧饱和度、氧债的指标，对围手术期死亡率并无显著影响，这也许是因为麻醉本身的原因导致了深层次的代谢改变[21]。

表 6.2　高风险手术患者的临床标准

患者相关标准	手术相关标准
严重的心脏或呼吸系统疾病导致严重的功能受限	大型的非心脏手术（例如，需要肠吻合的癌症、肺叶切除术、复杂的创伤和骨科手术）
年龄 > 70 岁，伴有一个或多个器官受累的中等功能受限	大型的/联合心血管手术（例如主动脉瘤、联合瓣膜修复、冠脉手术以及颈动脉内膜剥脱术）
急性大出血（ > 2.5L）	手术时间 > 2h（例如神经外科介入手术，联合胃肠道手术）
严重的败血症	急诊手术
任何原因导致的休克或严重低血容量	
呼吸衰竭（自主呼吸吸氧患者 PaO_2 < 60mmHg 或 SpO_2 < 90% 或机械通气患者 PaO_2/FiO_2 < 300 或通气时间 > 48h）	
急性胃肠道功能衰竭（例如腹腔间隙室综合征、胰腺炎、肠道穿孔、胃肠道出血）	
急性肾衰竭（尿素氮 > 20mmol/L，肌酐 > 260mmol/L）	

摘自 Kirov 等[19]

6.4　治疗性应用

第一步是辨别高风险手术患者（表6.2）。在临床指标中，代谢当量（metabolic equivalents，METs）是预测心肺功能的最有效指标[17]。

血流动力学优化的合适时机非常关键，因为所有中药的研究都指出 GDHT 必须要尽早实施（术前、术中或术后 8h 内）[19]。

可使用的监测系统，尽管根据有创性、测量方法和监测数据的不同而有区别，但都是基于血流的测量，可以提供正确目标靶向治疗的必要参数（图 6.3）。但是，只有使用肺动脉导管可以降低死亡率，同时文献并不支持在更低风险患者中使用更微创的监测手段。最近，开始应用"模块化"的监测方法，可以根据围手术期风险分层选择不同的监测系统（图 6.4）[22]。

方法		设备	每搏量	心输出量	心脏收缩力	全身血管阻力	每搏量变异	脉搏压变异	其他数据	备注
无创	超声	TTE	✓	✓	✓	–	✓	–	–	–
		胸骨上多普勒（USCOM）	✓	✓	✓	✓	✓	–	心脏能量	快速技术，在不同的临床研究中结果存在差异
	生物阻抗－生物电抗	生物阻抗（BioZ）	✓	✓	✓	✓	–	–	TFC LCWI	该系统可靠性差
		生物电抗（Cheetah NICOM）	✓	✓	✓	✓	✓	–	TFC DO_2I	肺部疾病时精确性差。验证性研究一次性使用
	容积卷夹法	Clearsight	✓	✓	✓	✓	✓	–	–	重症监护和心脏手术患者测量的CO与PAC测量结果一致
		CNAP	✓	✓	✓	✓	✓	✓	–	–
		Finapres	✓	✓	✓	–	✓	–	–	–
	桡动脉蚀平技术	Tensys	–	–	✓	–	–	✓	–	–
	无创动脉血压	Nexfin	✓	–	✓	–	–	✓	–	–
	光学体积描记术	Masimo Radical 7	✓	✓	–	–	✓	–	PVI	–
微创	超声	TEE	✓	✓	✓	✓	✓	–	FTc	探头位置和列线图的使用存在疑点
		食道多普勒（CardioQ）	✓	✓	✓	✓	✓	–	–	–
	未校正的动脉波形分析	ProQt	✓	✓	✓	✓	✓	–	–	另一个专用的传感器与常规的动脉置管连接
		PulsioFlex	✓	✓	✓	✓	✓	–	–	
		LIDCO rapid	✓	–	–	✓	✓	✓	–	与LIDCO plus使用相同的算法

图6.3　不同血流动力学监测总览

39

			1	2	3	4	5	6		
		Flotrac/Vigileo	✓	✓	✓	✓	✓	–		在围手术期优化方案中有用
		MostCare 系统	✓	✓	✓		✓			现有的临床数据很有前景，需要其他验证性研究
	应用 Fick 原则	NICO 系统	✓	✓	✓	–	–	–		在固定的通气设定下可评估 CO，通气功能良好没有相对肺部分流
	染料稀释	DDG – 30 脉冲燃料密度测定	–	–	–	–	–	–		信号受血管收缩、运动、间质水肿影响，限制 CO 的可靠性
有创	肺动脉导管	PAC（Combo PAC®）	✓	✓	✓	✓	–	–	PAP, PVR, SvO2	被认为是金标准，临床医生需要充分训练
	校正的动脉波形分析	PICCO plus PICCO₂ 系统	✓	✓	✓	✓	✓	–	ScvO2 GEDV ITBV GEF EVLW	需要经常重新校正，稳定患者通常至少每 8h 校正 1 次
		LIDCO plus	✓	✓	✓		✓	✓	ScvO2 ITBV	通过经肺锂指示剂校正。在重症患者中得到验证
		EV1000/Volumeview	✓	V	✓	✓	✓	–	EVLW GEDV GEF	通过 PICCO 和经肺温度稀释校正

TTE – 颈胸超声心动图，TEE – 经食道超声心动图，TFC – 胸部液体含量，LCWI – 左心做功指数，DO₂I – 氧输送，PVI – 氧饱和度波形变异指数，Ftc – 校正的流速时间，SvO₂ – 混合静脉饱和度，ScvO₂ – 中心混合静脉饱和度，GEDV – 全心舒张末容积，ITBI – 胸内血液指数，GEF – 全心射血分数，EVLW – 血管外肺水，ITBV – 胸内血容量，CO – 心输出量，PAP – 肺动脉压，PVR – 肺血管阻力

图 6.3（续）　不同血流动力学监测总览

在相关研究中，只有血流参数（DO_2、CI、VO_2）与死亡率降低显著相关。证实了实验性研究中显示的结果：在重大手术后，通过液体和正性肌力药物滴定 SV，可以显著改善组织血流和氧合[23]。

最近明确通过"先发制人"的管理可获得降低围手术期死亡率的最好结果[22]，即最大化 SV 以及维持 CI 或 DO_2 在理想的范围内 [DO_2 > 600mL/（min·m^2）]，以避免血流动力学的不稳定。首先，应评估低血容量并予以纠正，因为这是大多数严重病例的死亡原因。然后，使用动态前负荷数据和液体治疗反应性参数（SVV 或 PPV < 12%）对循环容量进行个体化优化。在纠正容量后，应考虑使用正性肌力药物（图 6.5）[24]。基于以上原因，变力扩血管药物如多巴酚丁胺和多培沙明产生降低死亡率的最佳结果。最后，临床医生应维持足够的血红蛋白水平（超过 7g/dL，缺血性心脏病患者应更高）以及足够的氧合水平。

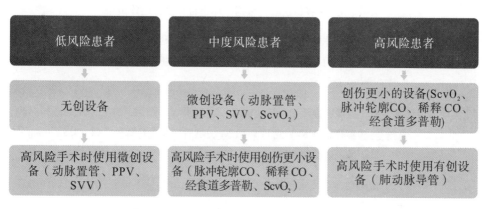

图 6.4　根据围手术期风险分层选择监测系统。心输出量（CO）、肺动脉导管（PAC）、脉搏压变异指数（PPV）、中心静脉血氧饱和度（$S_{CV}O_2$）（摘自 Vincent 等[22]）

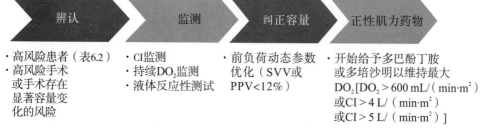

图 6.5　目标靶向血流动力学治疗。氧供、心指数、每搏量变异率、脉搏压变异率

总 结

2015年更新的网络共识会议，认同高风险患者中使用血流动力学优化策略对于围手术期死亡率的正向效应[10]。认为血流动力学优化仅仅实现某些目标过度简单化，也具有潜在风险。相反地，当通过对患者术前、术中以及术后更广泛的处理维持围手术期组织灌注可有效、显著地降低死亡率。

临床总结表

技术	围手术期血流动力学优化
指征	高风险手术患者或高风险手术。血流动力学监测在术前、术中以及术后8h内是必需的
注意事项	临床医生应该根据围手术期风险来选择血流动力学监测。必须考虑到患者的合并症和疾病状态是否限制某些仪器的使用（心律失常、自主呼吸、心脏疾病）。必须根据个体化目标制订治疗策略
不良反应	过多的液体输注可能造成容量过负荷而不利于预后。高剂量的正性肌力药物使用可能是有害的，可能会损伤心肌功能，尤其是在有冠脉疾病的患者
血流动力学目标	基于流量的血流动力学监测可以得到最好的结果，首先使用动态指标改善容量状态 SVV 或 PPV <12%，然后最大化每搏量 $[CI>4.5/(min \cdot m^2)]$ 和氧供 $[DO_2>600mL/(min \cdot m^2)]$ 并维持 $ScvO_2>65\%$
备注	血流动力学优化改善术后预后，减少组织低灌注和肾衰竭。对低风险患者死亡率的作用需要更多证据

CI（cardiac index）：心指数；DO_2：氧供；PPV 脉搏压变异率；$ScvO_2$：中心静脉血氧饱和度；SVV：每搏量变异率

参考文献

［1］ Weiser TG, Haynes AB, Molina G, et al. Estimate of the global volume surgery in 2012：an assessment supporting improved health outcomes. Lancet, 2015, 385：S11.

［2］ Pearse RM, Moreno RP, Bauer P, et al. Mortality after surgery in Europe：a 7 day cohort study. Lancet, 2012, 380：1059 - 1065.

［3］ Landoni G, Augoustides G, Guarracino F, et al. Mortality reduction in cardiac anesthesia and intensive care：results of the first International Consensus conference. Acta Anaesthesiol Scand, 2011, 55：259 - 266.

［4］ Landoni G, Rodseth RN, Santini F, et al. A randomized evidence for reduction of perioperative mortality. J Cardiothorac Vasc Anesth, 2012, 26: 764 – 772.

［5］ Marik PE. Perioperative hemodynamic optimization: a revised approach. J Clin Anesth, 2014, 26: 500 – 505.

［6］ Shoemaker WC, Appel PL, Kram HB, et al. Prospective trial of supranormal values of survivors as therapeutic goals in high-risk surgical patients. Chest, 1988, 94: 1176 – 1186.

［7］ Sandham JD, Hull RD, Brant RF, et al. A randomized, controlled trial of the use of pulmonary-artery catheters in high-risk surgical patients. N Engl J Med, 2003, 348: 5 – 14.

［8］ Hayes MA, Timmins AC, Yau EH, et al. Evaluation of systemic oxygen delivery in the treatment of critically ill patients. N Engl J Med, 1994, 16 (330): 1717 – 1722.

［9］ Kern JW, Shoemaker WC. Meta-analysis of hemodynamic optimization in high-risk patients. Crit Care Med, 2002, 30: 1686 – 1692.

［10］ Landoni G, Pisano A, Lomivorotov V, et al. Randomized evidence for reduction of perioperative mortality: an updated consensus process. J Cardiothorac Vasc Anesth, 2016, pii: S1053 – 0770 (16) 30281 – 6. doi: 10. 1053/j. jvca.

［11］ Poeze M, Greve JWM, Ramsay G. Meta-analysis of hemodynamic optimization: relationship to methodological quality. Crit Care, 2005, 9: R771 – R779.

［12］ Brienza N, Giglio MT, Marucci M, et al. Does perioperative hemodynamic optimization protect renal function in surgical patients? A meta-analytic study. Crit Care Med, 2009, 37: 2079 – 2090.

［13］ Gurgel ST, do Nascimento P Jr. Maintaining tissue perfusion in high risk surgical patients: a systematic review of randomized clinical trials. Anesth Analg, 2011, 112: 1384 – 1391.

［14］ Hamilton MA, Cecconi M, Rhodes A. A systemic review and meta-analysis on the use of preemptive hemodynamic intervention to improve postoperative outcomes in moderate and high-risk surgical patients. Anesth Analg, 2011, 112: 1392 – 1402.

［15］ Cecconi M, Corredor C, Arulkumaran N, et al. Clinical review: goal-directed therapy—what is the evidence in surgical patients? The effect on different risk group. Crit Care, 2013, 17: 209.

［16］ Ripolles-Melchor J, Espinosa A, Martinez-Hurtado E, et al. Perioperative goal-directed hemodynamic therapy in noncardiac surgery: a systemic review and meta-analysis. J Clin Anesth, 2016, 28: 105 – 115.

［17］ Lees N, Hamilton M, Rhodes A. Clinical review: goal-directed therapy in high risk surgical patients. Crit Care, 2009, 13: 231.

［18］ Lobo SM, Rezende E, Knibel MF, et al. Early determinant of death due to multiple organ failure after noncardiac surgery in high-risk patients. Anesth Analg, 2011, 112: 877 – 883.

［19］ Kirov MY, Kuzkov VV, Molnar Z. Perioperative haemodynamic therapy. Curr Opin Crit Care, 2010, 16: 384 – 392.

［20］ Naik BI, Durieux ME. Hemodynamic monitoring devices: put it all together. Best Pract Res

Clin Anaesthesiol, 2014, 28: 477 - 488.

[21] Alhashemi JA, Cecconi M, Hofer CK. Cardiac output monitoring: an integrative perspective. Crit Care, 2011, 15: 214.

[22] Vincent JL, Pelosi P, Pearse R, et al. Perioperative cardiovascular monitoring oh high risk patients: a consensus of 12. Crit Care, 2015, 19: 224.

[23] Jhani S, Smith AV, Amaro SL, et al. Haemodynamic optimisation improves tissue microvascular low and oxygenation after major surgery: a randomised controlled trial. Crit Care, 2010, 14: R151.

[24] Lobo SM, de Oliveira NE. Clinical review: what are the best hemodynamic targets for noncardiac surgical patients? Crit Care, 2013, 17: 210.

（张 慧 译，雷 翀 审）

第 7 章
左西孟旦

Massimiliano Greco，*Gianluca Paternoster*，*Daniela Mamo*

7.1 总体原则

心功能不全，伴随血流动力学不稳定，需要正性肌力药物支持，可能会使心脏手术和其他手术过程变得复杂，并对患者预后产生不良影响[1]。

左西孟旦是一种具有特殊特性变力扩血管药物，属于钙离子敏化剂。左西孟旦可以增加心肌收缩力而不增加钙离子浓度或影响心肌松弛，也不增加心肌氧耗[2]。正是由于以上特性，左西孟旦在急性或慢性心衰患者、手术后心脏并发症患者及重症患者中得到越来越广泛的应用[3-4]。在 2012 年的首次有关围手术期药物的国际共识会议中确定左西孟旦是可以提高术后生存率的药物之一[5]。最近，召开了新的更新共识会议，纳入之后所有新的随机证据。该会议证实左西孟旦是所有通过高级别证据证实可以降低围手术期死亡率的 11 种药物/技术之一[6]。

7.2 主要证据

左西孟旦在心血管麻醉、重症监护以及心衰领域中已经进行了广泛的研究。Landoni 等最近发表的一项 meta 分析肯定了左西孟旦在重症患者中的积极作用[4]，他们报道左西孟旦可以显著降低死亡率，其需要治疗数仅为 17。在围手术期，大多数高质量证据来源于心脏手术。2010 年发表的随机对照研究的首个 meta 分析显示，与经典的正性肌力药物或安慰剂对比，左西孟旦降低 30d 死亡率 [比值比 0.35，95% CI（0.18，0.71）][3]。Levin 等进行了一项随机对照研

M. Greco, MD, MSc (✉)·D. Mamo, MD
Department of Anesthesia and Intensive Care, Ospedale San Raffaele,
Via Olgettina 60, 20132 Milan, Italy
e-mail: mass.greco@gmail.com; mamo.daniela@hsr.it

G. Paternoster, MD, PhD
Division of Cardiac Resuscitation, Cardiovascular Anesthesia and Intensive Care,
San Carlo Hospital, Potenza, Italy
e-mail: paternostergianluca@gmail.com

© Springer International Publishing AG 2017
G. Landoni et al. (eds.), Reducing Mortality in the Perioperative Period,
DOI 10.1007/978-3-319-46696-5_7

究证实左西孟旦治疗术后低心排综合征优于多巴酚丁胺[7]。在接受冠状动脉再血管化手术的患者，左西孟旦优于其他对比药物，对死亡率的比值比降低60%［95% CI（0.21，0.76）］[8]。其他围手术期预后指标也有改善[8]。在Harrison等进行的对RCT的meta分析中，左西孟旦可以降低低射血分数的高风险患者心脏手术死亡率［死亡率风险差7%（3% ~11%）］[9]。

这些研究证实了第一次国际共识会议在心血管麻醉方面的结果，支持左西孟旦是降低围手术期死亡率的药物之一[10]。心血管手术中左西孟旦的明显优势不仅体现在与传统的正性肌力药物比较时，在与主动脉球囊反搏比较时亦然[11]。

在非心脏手术，左西孟旦对死亡率的效果尚不明确。然而，考虑到它的长时效应以及在心脏手术和心衰患者中的作用，提倡在心衰患者行非心脏手术前输注左西孟旦作为可改善心功能的技术[12]。

左西孟旦的作用在失代偿心衰患者中的首先被充分研究。在RUSSLAN研究中，与安慰剂相比，随机接受左西孟旦的心功能不全患者生存率增加［危害比0.56，95% CI（0.33，0.95）］[13]。在LIDO试验中，严重低心排心衰患者使用左西孟旦后，复合结局事件发生血流动力学指标改善程度显著优于接受多巴酚丁胺的患者（心输出量增加30%，肺毛细血管楔压降低5%）[14]。CASINO试验证实了以上试验的结果，同样是与多巴酚丁胺及安慰剂对照相比，因为左西孟旦的生存优势十分明确，该试验被伦理委员会提前终止[15]，与REVIVE I 和 II 试验结果相似，其中多巴酚丁胺被证实可减少症状、医院停留时间以及脑钠尿肽水平（brain natriuretic peptide，BNP）[16]。BNP水平降低在SURVIVE研究中得到证实，然而在术后6个月病例组和对照组死亡率相似[17]。

7.3 药理特性

经典的正性肌力药物通过激活 β 受体，增加细胞内环磷酸腺苷（cAMP）水平，使肌浆网钙离子释放。血浆内钙离子浓度增加可以增加心肌收缩力，改善每搏量。磷酸二酯酶3抑制剂（PDE - 3 inhibitor）具有类似的作用，通过抑制催化cAMP分解的酶，直接增加cAMP水平，从而引起细胞内钙浓度增加。

β 受体激动剂和PDE - 3都可以增加每搏量，代价是心肌氧需增加、心肌松弛和舒张功能受限。这些副作用与胞质钙离子含量直接相关，这也是PDE - 3抑制剂和 β 肾上腺素能正性肌力药物不良反应的根本原因[18]。

与此相反，左西孟旦特异性增加肌钙蛋白C对钙离子的亲和力以稳定其形成，而不增加细胞内钙离子浓度。因此可以增加心肌收缩力而不增加氧耗[19]。此外，左西孟旦与肌钙蛋白C的结合取决于细胞质钙离子浓度，在舒张期细胞质钙离子含量低，两者结合减少（图7.1）。这一机制避免了传统正性肌力药物的不良效应：松弛受限和心律失常增加[2]。与其他的变力扩血管药物一样，左西孟旦可以通过与钾离子通道结合而引起外周平滑肌扩张产生扩血管作用。

最近研究显示左西孟旦具有抗凋亡和抗炎性作用，可进一步改善心脏衰竭患者长期预后[20]。左西孟旦对死亡率的有益效应可能是以上独特作用的总和。

7.4 治疗性应用

左西孟旦可以给也可以不给初始计量进行持续输注。半衰期为60min，4h时内达到稳态浓度，输注后2d活性代谢产物达血浆浓度峰值。左西孟旦清除率约为3mL/（kg·h），大部分经肝脏代谢，小部分经肠道代谢，并经过肾脏和粪便排出消除。其主要代谢产物是OR-1855和OR-1986。前者是中间产物，经胆道分泌至肠道。后者由OR-1855的N-乙酰化形成，是最主要的临床作用代谢产物，80h的半衰期是药物作用时间长的主要原因，输注后多天仍然存在。

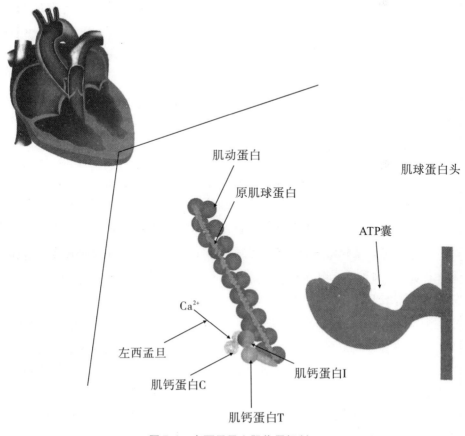

图7.1 左西孟旦心肌作用机制

左西孟旦的剂量在终末期肾病的患者中需谨慎，数据显示 OR - 1986 的消除半衰期（而不是左西孟旦的半衰期）在肾功能不全患者延长。肝功能不全直接增加左西孟旦浓度，在肝脏衰竭患者剂量需减少。其他相对禁忌证包括：左室流出道梗阻，使用左西孟旦使症状加重、严重低血压和心动过速或存在尖端扭转室速病史。

长时间输注后无耐受或反跳风险。由于其独特的作用机制，左西孟旦可以安全地与其他心脏活性药物合用，包括 β 肾上腺素能正性肌力药物和 PDE - 3 抑制剂。此外，β 受体阻滞剂不减弱左西孟旦作用效能，在心衰患者产生潜在的治疗性协同作用[21]。

左西孟旦持续输注速率为 0.05 ~ 0.2μg/（kg·min）。推荐使用负荷剂量为 6 ~ 12μg/kg 以达到预期浓度，但单次推注后低血压发生率增加。因此，应尽量避免单次推注[4]。

7.4.1 间断给药

终末期心衰门诊患者使用左西孟旦也得到了较好的结果，使用方法是每月间断静脉注射。一项试验发现与多巴酚丁胺或其他对照药物相比，左西孟旦间断注射可以提高生存率并改善血流动力学[22]。这一积极效应可能与左西孟旦代谢产物的长效作用有关。

这一治疗方法的目标人群为慢性严重心衰的门诊患者，可以减少住院率、发病率、死亡率和医疗费用。

7.4.2 未来可能的目标

膈肌无力在重症患者是一个常见的现象，与多种因素相关，如机械通气、慢性阻塞性肺疾病（chronic obstructive pulmonary disease，COPD）及恶病质。在这些患者中，尤其是 COPD 患者，需要提高细胞内钙离子浓度以维持正常肌肉收缩[23]。此外，动物研究显示充血性心衰和长时间机械通气会损害膈肌收缩力和收缩效率。目前尚无改善膈肌功能的治疗方案。然而，在离体的膈肌测试中，左西孟旦在增加其收缩力上显示出有益效应，这在呼吸衰竭和机械通气脱机困难的患者中不失为一个新的治疗方案。

总　结

左西孟旦自 10 年前引入临床，在许多情况下与其他变力扩血管药物相比具有巨大优势。其有益效应取决于其独特的作用机制。心脏手术或非心脏手术后的心功能不全患者，围手术期都应优先使用左西孟旦。进一步试验有关左西孟旦用于脓毒症或脓毒症休克的重症患者或慢性心衰的门诊患者正在进行中，这对左西孟旦在新病种中的进一步应用具有重要意义。

临床总结表

药物	左西孟旦
适应证	急性失代偿心衰
	心脏手术低心排综合征
	重症患者（证据大多来源于上述患者）
	脓毒症相关心功能不全（未定论但结果非常好）
	慢性心衰患者间断注射左西孟旦
注意事项	需监测低血压和心动过速
	负荷剂量与不良反应、低血压相关，尽量予以避免
	肾或肝功能不全患者使用需谨慎
不良反应	低血压（剂量依赖性）
	心动过速
	头痛
	房性/室性心律失常
剂量	负荷剂量 $6 \sim 12\mu g/kg$，见注意事项
	持续输注 $0.05 \sim 0.1\mu g/(kg \cdot min)$，如果可以耐受，升至 $0.2\mu g/(kg \cdot min)$
备注	血流动力学效应可以持续至少 24h，有报道可以持续 $7 \sim 10d$
	无须根据年龄调整
	可以在接受 β 受体阻滞剂治疗的患者使用而不会影响其效能
	与经典正性肌力药物产生协同作用

参考文献

[1] Devereaux PJ, Sessler DI. Cardiac complications in patients undergoing major noncardiac surgery. N Engl J Med, 2015, 373: 2258 – 2269.

[2] Toller WG, Stranz C. Levosimendan, a new inotropic and vasodilator agent. Anesthesiology, 2006, 104: 556 – 569.

[3] Landoni G, Mizzi A, Biondi-Zoccai G, et al. Reducing mortality in cardiac surgery with levosimendan: a meta-analysis of randomized controlled trials. J Cardiothorac Vasc Anesth, 2010, 24: 51 – 57.

[4] Landoni G, Biondi-Zoccai G, Greco M, et al. Effects of levosimendan on mortality and hospitalization. A meta-analysis of randomized controlled studies. Crit Care Med, 2012, 40: 634 – 646.

[5] Landoni G, Rodseth RN, Santini F, et al. Randomized evidence for reduction of perioperative

mortality. J Cardiothorac Vasc Anesth, 2012, 26: 764 - 772.

[6] Landoni G, Pisano A, Lomivorotov V, et al. Randomized evidence for reduction of perioperative mortality: an updated consensus process. J Cardiothorac Vasc Anesth, 2016.

[7] Levin R, Degrange M, Del Mazo C, et al. Preoperative levosimendan decreases mortality and the development of low cardiac output in high-risk patients with severe left ventricular dysfunction undergoing coronary artery bypass grafting with cardiopulmonary bypass. Exp Clin Cardiol, 2012, 17: 125 - 130.

[8] Maharaj R, Metaxa V. Levosimendan and mortality after coronary revascularisation: a meta-analysis of randomised controlled trials. Crit Care, 2011, 15: R140.

[9] Harrison RW, Hasselblad V, Mehta RH, et al. Effect of levosimendan on survival and adverse events after cardiac surgery: a meta-analysis. J Cardiothorac Vasc Anesth, 2013, 27: 1224 - 1232.

[10] Landoni G, Augoustides JG, Guarracino F, et al. Mortality reduction in cardiac anesthesia and intensive care: results of the first International Consensus Conference. HSR Proc Intensive Care Cardiovasc Anesthesiol, 2011, 3: 9 - 19.

[11] Lomivorotov VV, Boboshko VA, Efremov SM, et al. Levosimendan versus an intra-aortic balloon pump in high-risk cardiac patients. J Cardiothorac Vasc Anesth, 2012, 26: 596 - 603.

[12] Morelli A, Ertmer C, Pietropaoli P, et al. Reducing the risk of major elective non-cardiac surgery: is there a role for levosimendan in the preoperative optimization of cardiac function? Curr Drug Targets, 2009, 10: 863 - 871.

[13] Moiseyev VS, Põder P, Andrejevs N, et al. Safety and eficacy of a novel calcium sensitizer, levosimendan, in patients with left ventricular failure due to an acute myocardial infarction. A randomized, placebo-controlled, double-blind study (RUSSLAN). Eur Heart J, 2002, 23: 1422 - 1432.

[14] Follath F, Cleland JGF, Just H, et al. Eficacy and safety of intravenous levosimendan compared with dobutamine in severe low-output heart failure (the LIDO study): a randomised double-blind trial. Lancet, 2002, 360: 196 - 202.

[15] Zairis MN, Apostolatos C, Anastasiadis P, et al. The effect of a calcium sensitizer or an inotrope or none in chronic low output decompensated heart failure: results from the calcium sensitizer or inotrope or none in low output heart failure study (CASINO). J Am Coll Cardiol, 2004, 43: A206 - A207. 9.

[16] Packer M, Revive II Trial Investigators. REVIVE II: multicenter placebo-controlled trial of levosimendan on clinical status in acutely decompensated heart failure. Circulation, 2005, 112: 3363.

[17] Mebazaa A, Nieminen MS, Packer M, et al. Levosimendan vs dobutamine for patients with acute decompensated heart failure: the SURVIVE randomized trial. JAMA, 2007, 297: 1883 - 1891.

[18] Parissis JT, Rafouli-Stergiou P, Stasinos V, et al. Inotropes in cardiac patients: update 2011. Curr Opin Crit Care, 2010, 16: 432 – 441.

[19] Papp Z, édes I, Fruhwald S, et al. Levosimendan: molecular mechanisms and clinical implications: consensus of experts on the mechanisms of action of levosimendan. Int J Cardiol, 2012, 159: 82 – 87.

[20] Trikas A, Antoniades C, Latsios G, et al. Long-term effects of levosimendan infusion on inlammatory processes and sFas in patients with severe heart failure. Eur J Heart Fail, 2006, 8: 804 – 809.

[21] Antila S, Sundberg S, Lehtonen LA. Clinical pharmacology of levosimendan. Clin Pharmacokinet, 2007, 46: 535 – 552.

[22] Bonios MJ, Terrovitis JV, Drakos SG, et al. Comparison of three different regimens of intermittent inotrope infusions for end stage heart failure. Int J Cardiol, 2012, 159: 225 – 229.

[23] Van Hees HWH, Dekhuijzen PNR, Heunks LMA. Levosimendan enhances force generation of diaphragm muscle from patients with chronic obstructive pulmonary disease. Am J Respir Crit Care Med, 2009, 179: 41 – 47.

（张 慧 译，雷 翀 审）

第 8 章

围手术期 β 受体阻滞剂治疗

Hesham R. Omar，Devanand Mangar，Enrico M. Camporesi

8.1 总体原则

我们在之前定义了 13 种可以改变成年患者围手术期死亡率的干预因素[1-2]，其中包括围手术期 β 受体阻滞剂（β-blockers，BB）。随着心血管疾病流行程度的增长和对 BB 在众多心脏疾病生存优势的深入了解，促进其临床应用的极大增长。它的主要优势是降低心肌氧耗避免供需失衡，同时具备抗心律失常和稳定冠状动脉粥样硬化斑块的作用。然而，在麻醉或失血造成低血压的情况下，使用 BB 不能充分增加心输出量是需要考虑的问题。所以在非心脏手术前围手术期使用 BB 来改善心脏预后和死亡率的作用仍存在争议，在过去的20 年里，一些随机对照研究显示了矛盾的结果。由于指南和机构推荐，管理手术患者的临床医生们对 BB 的使用更加自由，并且因 BB 可改善心脏预后而接受它带来的术中低血压和心动过缓等不良反应。2008 年，最大的多中心随机试验"POISE"[3] 显示经 BB 治疗的患者心血管死亡显著减少，其代价是总体死亡率和脑卒中的风险增加，本研究产生的问题多于获得的答案。由于来自荷兰超声心动图心脏风险评估应用负荷超声心动图（Dutch Echocardiographic Cardiac Risk Evaluation Applying Stress Echocardiography，DECREASE）的系列试验获得的证据用于评估围手术期 BB 的价值不再确定，需要实施更多的试验和 meta 分析来探索它的优势。

H. R. Omar, MD (✉)
Internal Medicine Department, Mercy Hospital and Medical Center, Chicago, IL, USA
e-mail：hesham_omar2003@yahoo.com

D. Mangar, MD
Tampa General Hospital, TEAMHealth, Tampa, FL, USA
e-mail：DMangar@fgtba.com

E. M. Camporesi
University of South Florida, FGTBA and TEAMHealth, Tampa, FL, USA

© Springer International Publishing AG 2017
G. Landoni et al. (eds.), *Reducing Mortality in the Perioperative Period*,
DOI 10.1007/978-3-319-46696-5_8

8.2　主要证据

8.2.1　随机 β 受体阻滞剂研究结果

表 8.1 总结了评估围手术期使用 BB 对预后影响的主要研究，强调了患者数量、应用 BB 类型、药物起效和维持时间、手术类型和预后。Mangano[4]、Poldermans[5-6] 和 Lindenauer 等人[7] 实施的最初 3 项研究显示，与安慰剂相比，BB 的优势具有统计学意义，而 POBBLE[8]、MAVS[9]、DIPOM[10]、BBSA[11]、yang 和同事们实施的试验[12]，以及 POISE[3] 试验，并没有得到相同的结果。在后 6 项研究中，BB 在术前 2h 至 1d 开始，没有经过剂量滴定以达到理想心率。Poldermans 在围手术期用药方面的广泛研究工作是促进围手术期 BB 自由使用的主要证据。这也明显影响了欧洲心脏病协会（ESC）指南；然而，这个数据现在饱受质疑。2008 年，POISE 试验将 8331 例患者随机分配到接受美托洛尔缓释片或安慰剂组。虽然美托洛尔降低首要观察指标，即心血管死亡、复合非致命性心肌梗死、非致命性心脏停搏等复合事件发生率（5.8% vs 6.9%，P = 0.399），但总体死亡率增加 33%，脑卒中风险增加 2 倍。POISE 试验的设计和结果在之后受到了质疑，因为它没有反映使用围手术期 BB 的合理使用方式。在术前 2~4h 使用大剂量美托洛尔（200mg）并未经滴定。

研究者们进行了一些 meta 分析。Bouri 等对随机对照试验的确定数据进行了 meta 分析，探索 BB 对围手术期死亡率、非致命性心肌梗死、脑卒中和非心脏手术低血压的影响，结果发现术前开始使用 BB 虽然降低非致命性心肌梗死（RR = 0.73，P = 0.001），但是 30d 全因死亡风险增加 27%（P = 0.04），脑卒中（RR = 1.73，P = 0.05）和低血压（RR = 1.51，P < 0.000 1）的风险也增加[13]。Wijeysundera 等[14] 进行的一项系统分析中，BB 降低非致命性心肌梗死 [RR = 0.69，95% CI（0.51，0.82）]，但是增加了非致命性脑卒中 [RR = 1.76，95% CI（1.07，2.91）]、低血压 [RR = 1.47，95% CI（1.34，1.60）] 和心动过缓 [RR 2.61，95% CI（2.18，3.21）] 的发生率，在排除了 DECREASE 和 POISE 试验后结果不变。然而，对死亡率的影响在 DECREASE 试验和其他试验中有显著差异。在 DECREASE 试验中 BB 有降低全因死亡率的趋势 [RR = 0.42，95% CI（0.15，1.22）]，但其他试验中 BB 增加全因死亡率 [RR = 1.30，95% CI（1.03，1.64）][14]。

表 8.1 描述了围手术期 β 受体阻滞剂使用结果的主要研究

研究	N	药物	起效和持续时间	手术类型	结果
Mangano (1966)	200	阿替洛尔 50 ~ 100mg	诱导之前至术后 7d	非心脏手术	减少 6 个月（0 vs 8%，$P < 0.001$），1 年（3% vs 14%，$P = 0.005$），和 2 年（10% vs 21%，$P = 0.019$）死亡率
Decreasel (1999)	112	比索洛尔 5 ~ 10mg	术前 1 周至术后 30d	大血管手术	BB 组减少了心源性死亡率（3.4% vs 17%，$P = 0.02$），和非致命性心肌梗死发生率（0 vs 17%，$P < 0.001$）
Lindenauer (2005)	122，338	未确定	入院第 2d	大的非心脏手术	RCRI 评分 0 分或 1 分，没有益处甚至可能有害。2、3、4 或更高分，院内死亡率的校正 OR 值分别为 0.88、071、0.58。
POBBLE (2005)	103	美托洛尔 50mg 每天 2 饮	术前 1d 至术后 7d	肾后血管手术	BB 组和安慰组 30d 心血管事件发生率无差别（32% vs 34%）
MAVS (2006)	496	美托洛尔 25 ~ 100mg	术前 2h 至术后 5d 或出院	血管手术	BB 组和安慰剂组的患者 30d（10.2% vs 12.0%，$P = 0.57$）和 6 个月时（$P = 0.81$）的主要结局事件[a]均无明显差异
DIPOM (2006)	921	美托洛尔 100mg 缓释	术前 1d 至术后 8d	大的非心脏手术	BB 组和安慰剂组患者主要结局事件[b]发生率分别为 21% 和 20%［CI（0.80，1.41）］，两组的全因死亡率均为 16%［CI（0.74，1.42，$P = 0.88$）］

续表

研究	N	药物	起效和持续时间	手术类型	结果
BBSA (2007)	219	比索洛尔 5mg	术前 3h 至术后 10d 或出院	蛛网膜下腔麻醉的手术	BB 组和安慰剂组 1 年主要结局事件[c]发生率分别为 22.7% vs 22.0%（$P=0.90$）
Yang (2008)	102	美托洛尔	术前 2h 口服或静脉注射美托洛尔至术后 30d	胸腔内或腹腔内手术	心血管事件发生率对照组为 9.8%，BB 组为 2%（$P=NS$）
Poise (2008)	8331	美托洛尔缓释片 200mg	术前 2~4h 至术后 30d	非心脏手术	BB 组和安慰剂组心肌梗死发生率分别为 4.2% vs 5.7%，$P=0.017$。美托洛尔组的死亡率更高（3.1% vs 2.3%，$P=0.0317$）。美托洛尔组脑卒中发生率也更多（1% vs 0.5%，$P=0.0053$）
Decrease IV (2009)	1066	比索洛尔 2.5~10mg	术前 3~4d 持续至术后 30d	普通外科、泌尿科、骨科、耳鼻喉、妇科整形，或其他手术	随机入组比索洛尔组的患者围手术期死亡率和非致命性心肌梗死发生率更低 [2.1% vs 6.0%；危害比 0.34；95%CI（0.17, 0.67）；$P=0.002$]

a: 主要结局事件术后 30d 内并发非致命性心肌梗死、不稳定性心绞痛、不稳定性心绞痛、新发需处理的房性或室性心律失常、新发充血性心力衰竭、或心脏死亡等复合事件

b: 主要结局事件指发生全因死亡、急性心肌梗死、不稳定性心绞痛、不稳定性心绞痛或无血性心力衰竭的时间

c: 主要结局事件指发生心血管死亡、非致命性心肌梗死、不稳定性心绞痛、充血性心力衰竭和脑血管事件

8.2.2 围手术期 β 受体阻滞剂 AHA 指南

2014 年，ACC/AHA 发布了非心脏手术患者围手术期心血管评估和管理的指南，包括了围手术期 β 受体阻滞剂治疗的推荐[15]。推荐意见总结于表 8.2。

表 8.2　ACC/AHA 对非心脏手术前围手术期 β 受体阻滞剂治疗推荐意见总结

T1 ACC/AHA 指南（2014）	
I 级	推荐长期应用 β 受体阻滞剂的患者接受手术时继续使用该药（证据等级 B）
IIa 级	根据临床情况在术后使用 β 受体阻滞剂治疗是合理的，不管从什么时候开始用药（证据等级 B）
IIb 级	1. 在术前风险分级测试中具有心肌缺血中或高危患者，开始围手术期 β 受体阻滞剂可能是合理的（证据等级 C） 2. 存在 3 个以上 RCRI 危险因素患者（如糖尿病、HF、CAD、肾功能不全、脑血管意外），术前开始 β 受体阻滞剂可能是合理的（证据等级 B） 3. 对于有长期使用 β 受体阻滞剂治疗适应证但是没有其他 RCRI 危险因素的患者，围手术期开始使用 β 受体阻滞剂作为降低围手术期风险的方法，其收益不明确（证据等级 B） 4. 对于已经开始 β 受体阻滞剂治疗的患者，围手术期开始 β 受体阻滞剂的时间要足够长以评估安全性和耐受性是合理的，最好至少超过手术前 1d（证据等级 B）
III 级	β 受体阻滞剂治疗不应该在手术当天开始（证据等级 B）

8.3　治疗性使用

8.3.1　β 受体阻滞剂的滴定及类型选择

没有关于围手术期 BB 的滴定和是否滴定比固定剂量方案带来更多益处的足够数据。虽然有一些研究表明滴定对实现适当局部缺血效应很重要[13]，但是初始试验中的许多患者在手术时仍然维持最初治疗剂量。滴定 BB 的研究开始药物治疗的时间超过术前 1d，因此很难确定是剂量滴定还是术前治疗时机对产生 BB 的益处更重要。有许多研究通过药物作用时间和 β1 受体选择性评估同类 BB 药物的差别[16-19]，但是没有进行点对点的比较。而且这些同类药物之间的差别是由不同 β 肾上腺素能受体类型而非因为药物本身所致[20]。表 8.3 总结了在围手术期使用 BB 的药代动力学和药效学。

表 8.3　围手术期 β 受体阻滞剂药代动力学和药效动力学总结

药物[a]	适应证	注意事项	不良反应	剂量	备注
1. 美托洛尔	1. 需长期 BB 治疗的患者	1. 严重心动过缓或高度 AV 阻滞	1. 心动过缓	美托洛尔	1. 对于进行长期 BB 治疗的患者，以相同的方案继续，通过滴定达到目标心率
2. 阿替洛尔	2. 在术前评估有心肌缺血证据患者	2. 低血压（SBP <90mmHg）	2. 低血压	开始 25mg 口服，BID，最大剂量 200mg qd[b]，阿替洛尔	2. 对于没有使用有 BB 的患者，缓慢开始滴定，最好提前 1 周
3. 比索洛尔		3. 失代偿心力衰竭或心源性休克 4. 严重的支气管痉挛 症状性 PAD（静息痛或坏疽）	3. 支气管痉挛 4. 围手术期不经定开始大剂量用药有脑卒中的风险	开始 25mg PO qd，最大剂量 100mg qd，比索洛尔 开始 5mg/d，最大剂量 10mg qd。	3. 对于低体重、老年、虚弱的患者，或 SBP <110mmHg 或 HR <65/min 的患者可使用半量 BB

BB: β 受体阻滞剂; SBP: 收缩压; HR: 心率; PAD: 外周血管疾病; qd: 每天 1 次。

a: 卡维地洛并未包含其中，因为它在围手术期的应用没有被很好地研究

b: 对口服不耐受的患者，美托洛尔以 2.5~5mg 的剂量每 6h 静脉注射 1 次（为达到目标心率，5min 后重复初始剂量）

8.3.2　停用 β 受体阻滞剂

在围手术期，当口服 BB 治疗没有转化成其等效静脉剂量或 BB 处方上标示 PRN 仅血压升高时服用等情况下，偶尔观察到手术患者停用 BB。停用 BB 可导致心率和血压反跳性增加和增加心肌缺血风险。Wallace 等发现围手术期撤除 BB 几乎可以使 30d 死亡率增加 4 倍 [OR = 3.93，95% CI（2.57，6.01）；$P <$ 0.000 1] 且 1 年死亡率几乎增加 2 倍 [OR = 1.96，95% CI（1.49，2.58）；$P <$ 0.000 1][21]。相似的，一项对拟行关节成形术的低风险患者的回顾性分析显示停用 BB 与术后心肌梗死 [OR = 2.0；95% CI（1.1，3.9）] 和死亡 [比值比 2.0；95% CI（1.0，3.9）] 相关[22]。当有明确的 BB 禁忌证时，建议逐渐减少治疗药量。这是 ACC/AHAI 级推荐的主要理由，建议已经开始用药的患者继续 BB 治疗。

8.4　推荐意见

1. 围手术期使用 BB 的 2 个主要受益人群（目前证据支持）为长期接受 BB 治疗和有进行性心肌缺血证据可预见的高风险手术患者。

2. 之前没有使用过 BB 的患者，避免术前即刻开始 BB 治疗除非因有活动性冠状动脉疾病必须使用。

3. 避免在围手术期中断 BB 治疗但是在不能口服药物的患者应转化成等效静脉剂量。

4. 应该密切监测围手术期接受 BB 治疗的患者以防低血压和心动过缓，尤其在术中。

5. 在术前使用 BB 的患者术后应继续使用。存在药物禁忌证患者推荐缓慢减少药量而不是突然停药。

参考文献

[1] Landoni G, Rodseth RN, Santini F, et al. Randomized evidence for reduction in perioperative mortality. J Cardiovasc Anesth, 2012, 26：764 – 772.

[2] Landoni G, Pisano A, Lomivorotov V, et al. Randomized evidence for reduction of perioperative mortality：an updated consensus process. J Cardiothorac Vasc Anesth, 2016, pii：S1053 – 0770 (16) 30281 – 6. doi：10. 1053/j. jvca.

[3] Devereaux PJ, Yang H, Yusuf S, et al. Effects of extended-release metoprolol succinate in patients undergoing non-cardiac surgery (POISE trial)：a randomised controlled trial. Lancet, 2008, 371：1839 – 1847.

[4] Mangano DT, Layug EL, Wallace A, et al. Effect of atenolol on mortality and cardiovascular

morbidity after noncardiac surgery. Multicenter Study of Perioperative Ischemia Research Group. N Engl J Med, 1996, 335: 1713 - 1720.

[5] Poldermans D, Boersma E, Bax JJ. The effect of bisoprolol on perioperative mortality and myocardial infarction in high-risk patients undergoing vascular surgery. Dutch Echocardiography Cardiac Risk Evaluation Applying Stress Echocardiography Study Group. N Engl J Med, 1999, 341: 1789 - 1794.

[6] Dunkelgrun M, Boersma E, Schouten O. Bisoprolol and luvastatin for the reduction of perioperative cardiac mortality and myocardial infarction in intermediate-risk patients under-going noncardiovascular surgery: a randomized controlled trial (DECREASE-IV). Ann Surg, 2009, 249: 921 - 926.

[7] Lindenauer PK, Pekow P, Wang K, et al. Perioperative beta-blocker therapy and mortality after major noncardiac surgery. N Engl J Med, 2005, 353: 349 - 361.

[8] Brady AR, Gibbs JS, Greenhalgh RM, et al. Perioperative beta-blockade (POBBLE) for patients undergoing infrarenal vascular surgery: results of a randomized double blind controlled trial. J Vasc Surg, 2005, 41: 602 - 609.

[9] Yang H, Raymer K, Butler R. The effects of perioperative beta-blockade: results of the Metoprolol after Vascular Surgery (MaVS) study, a randomized controlled trial. Am Heart J, 2006, 152: 983 - 990.

[10] Juul AB, Wetterslev J, Gluud C, et al. Effect of perioperative beta blockade in patients with diabetes undergoing major non-cardiac surgery: randomised placebo controlled, blinded multicentre trial. BMJ, 2006, 332: 1482.

[11] Zaugg M, Bestmann L, Wacker J, et al. Adrenergic receptor genotype but not perioperative bisoprolol therapy may determine cardiovascular outcome in at-risk patients undergoing surgery with spinal block: the Swiss Beta Blocker in Spinal Anesthesia (BBSA) study: a double-blinded, placebo-controlled, multicenter trial with 1 - year follow-up. Anesthesiology, 2007, 107: 33 - 44.

[12] Yang X-Y, Wu X-M, Wang S, et al. Effects of metoprolol on perioperative cardiovascular events in patients with risk or at high risk for coronary artery disease undergoing non-cardiac surgery. Zhonghua Yi Xue Za Zhi, 2008, 88: 1476 - 1480.

[13] Bouri S, Shun-Shin MJ, Cole GD, et al. Meta-analysis of secure randomized controlled trials of β-blockade to prevent perioperative death in non-cardiac surgery. Heart, 2014, 100: 456 - 464.

[14] Wijeysundera DN, Duncan D, Nkonde-Price C, et al. Perioperative beta blockade in noncardiac surgery: a systematic review for the 2014 ACC/AHA guideline on perioperative cardiovascular evaluation and management of patients undergoing noncardiac surgery: a report of the American College of Cardiology/American Heart Association Task Force on Practice Guidelines. Circulation, 2014, 130: 2246 - 2264.

[15] Fleisher LA, Fleischmann KE, Auerbach AD. 2014 ACC/AHA guideline on perioperative cardiovascular evaluation and management of patients undergoing noncardiac surgery: a report of the American College of Cardiology/American Heart Association Task Force on practice guidelines. J Am Coll Cardiol, 2014, 64: 77 – 137.

[16] Beattie WS, Wijeysundera DN, Karkouti K, et al. Does tight heart rate control improve beta-blocker eficacy? An updated analysis of the noncardiac surgical randomized trials. Anesth Analg, 2008, 106: 1039 – 1048.

[17] Ashes C, Judelman S, Wijeysundera DN, et al. Selective beta1-antagonism with bisoprolol is associated with fewer postoperative strokes than atenolol or metoprolol: a single-center cohort study of 44, 092 consecutive patients. Anesthesiology, 2013, 119: 777 – 787.

[18] Wallace AW, Au S, Cason BA. Perioperative beta-blockade: atenolol is associated with reduced mortality when compared to metoprolol. Anesthesiology, 2011, 114: 824 – 836.

[19] Redelmeier D, Scales D, Kopp A. Beta blockers for elective surgery in elderly patients: population based, retrospective cohort study. BMJ, 2005, 331: 932.

[20] Badgett RG, Lawrence VA, Cohn SL. Variations in pharmacology of beta-blockers may contribute to heterogeneous results in trials of perioperative beta-blockade. Anesthesiology, 2010, 113: 585 – 592.

[21] Wallace AW, Au S, Cason BA. Association of the pattern of use of perioperative β-blockade and postoperative mortality. Anesthesiology, 2010, 113: 794 – 805.

[22] Van Klei WA, Bryson GL, Yang H, et al. Effect of beta-blocker prescription on the incidence of postoperative myocardial infarction after hip and knee arthroplasty. Anesthesiology, 2009, 111: 717 – 724.

（李 莜 译，雷 翀 审）

第 **9** 章

输入少白细胞的血液可能会降低心脏手术患者死亡率

Antonella Capasso，*Federico Masserini*，*Antonio Pisano*

9.1 总体原则

异体输血（allogenic blood transfusions，ABTs）常用于大手术患者的围手术期管理。根据世界卫生组织全球血液安全数据库最新更新资料[1]，每年全球范围内收集约 9200 万献血，在西方国家外科手术操作消耗献血总量的 40% 血液。

尽管已经证实输血对患者的预后产生不良影响，近几年临床实践中也已经努力在减少血液制品的使用，但是在未来 ABTs 的使用仍可能增加。

事实上，2015 年发表的 3 项随机临床研究（RCTs）发现在不同的临床情况下使用更自由的输血阈值能提高患者生存率[2-4]，其中较大的（TITRe2）试验纳入的是心脏手术患者（见第 14 章）。后续 meta 分析证实限制性输血策略就死亡率而言没有益处甚至可能有害[6]。尽管这一问题尚存在争议，对重症或外科手术患者合适的输血阈值尚未达成共识，但限制性输血策略似乎是有害的，至少在某些临床场合如缺血性心脏病和心脏手术是如此[2,7]。

然而，一些对高风险患者的研究结果显示输血和院内死亡率及感染和多器官功能衰竭等术后并发症发生率之间存在剂量依赖关系[8-9]。其中接受输血患者对感染的易感性增加可能的机制之一是输入的血液中含有异体白细胞导致免疫功能抑制，同时可能合并炎症反应。但输血相关的免疫调节（transfusion-related immunomodulation，TRIM）效应尚存在争议[10]。

从血液成分中去除白细胞制造少白细胞（leukoreduction，LR）血液的目的是克服输入异体白细胞的不良反应。去除白细胞可通过离心和后续过滤实现，可在血液收集后立刻滤除（储存前 LR）或使用特殊的滤器在输血前滤除（储

A. Capasso, MD · A. Pisano, MD (✉)
Cardiac Anesthesia and Intensive Care Unit, A. O. R. N. "Dei Colli" – Monaldi Hospital,
Naples, Italy
e-mail：capasso. antonella@ libero. it；antoniopisanoMD@ libero. it

F. Masserini
Faculty of Medical Sciences, Vita – salute San Raffaele University, Milan, Italy

© Springer International Publishing AG 2017
G. Landoni et al. (eds.), *Reducing Mortality in the Perioperative Period*,
DOI 10. 1007/978 – 3 – 319 – 46696 – 5_9

存后 LR）（图 9.1）。

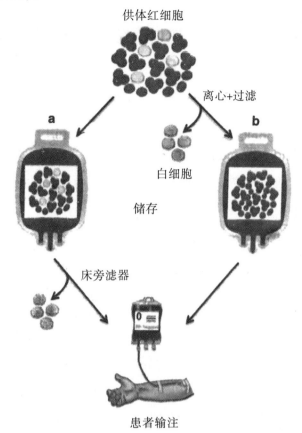

图 9.1 储存后（a）和储存前（b）滤除白细胞

　　储存前 LR 更有效，因为可防止储存过程中产生白细胞碎片和合成细胞因子，细胞膜碎片和细胞因子可通过储存后滤器产生和完整白细胞相似的不良反应。一致认定 LR 的适应证有：减少巨细胞病毒的传播，防止高风险患者 HLA 同种免疫，减少输血的发热反应和移植物抗宿主病[9]。

　　近几年，一些国家推行所有血液都滤除白细胞的政策，但其对于降低术后感染和死亡率的作用仍不清楚。许多 RCTs 和 RCTs 的 meta 分析关注少白细胞红细胞（LR-RBCs）降低术后感染和死亡率的效果，但结果存在争议。然而，已经证实在心脏手术患者滤除白细胞对死亡率有益[11-18]。

9.2 主要证据

　　RCTs 观察对比了心脏手术[11-16]和其他临床场合[19-24]使用少白细胞和未滤除白细胞 RBCs 患者短期死亡率的差异（表 9.1）。

表 9.1　比较输注少白细胞和未滤除白细胞红细胞对患者死亡率影响的 RCTs

研究	场合	患者数	血液制品	结局事件	结果（%）	P
Van de Watering[11] (1998)	心脏手术	914	BCD-RBC vs LR（储存前）vs LR（储存后）	60d 死亡率	7.8 vs 3.6 vs 3.3	0.015
Bilgin[6] (2004)	心脏手术	474	BCD-RBC vs LR（储存前）	院内死亡率	10.1 vs 5.5	0.05
				90d 死亡率	12.7 vs 8.4	n.s.
Connery[7] (2005)	心脏手术	98	BCD-RBC vs LR	30d 死亡率	3.2 vs 2.6	n.s.
Wallis[8] (2002)	心脏手术	597	BCD 或去血浆 RBC vs 滤除白细胞 RBC	90d 死亡率	2.9 vs 2.5 vs 0.5	n.s.
Bracey[9] (2002)	心脏手术	443	BCD-RBC vs LR（储存前）	院内死亡率	7.5 vs 5.9	n.s.
Boshkov[10] (2006)	心脏手术	1227	BCD-RBC vs LR	60d 死亡率	9.7 vs 4.9	–
Jensen[13] (1996)	结肠手术	586	BCD-RBC vs LR（储存前）	院内死亡率	2.8 vs 3.4	n.s.
Titlestad[14] (2001)	结肠手术	279	BCD-RBC vs LR（储存前）	30d 死亡率	8.5 vs 3.6	n.s.
Skamberg[15] (2007)	结肠癌手术	642	BCD-RBC vs LR	99 个月死亡率	49.7 vs 52.5	n.s.
Dzik[16] (2002)	药物/大手术	2780	RBC vs LR（储存前）	院内死亡率	8.5 vs 9.0	n.s.
Van Hilten[17] (2004)	胃肠道和动脉瘤手术	1051	BCD-RBC vs LR（储存前）	院内死亡率	8.4 vs 10.3	n.s.
Nielsen[18] (1999)	烧伤/创伤	24	BCD-RBC vs LR（储存前）	院内死亡率	33.3 vs 16.6	n.s.

LR：少白细胞；RCT：随机对照试验；RBC：红细胞；BCD：去除白细胞层（洗涤）

9.2.1 心脏手术滤除白细胞和死亡率

Watering 等[11]开展的大规模 RCT 纳入 914 例心脏手术患者随机接受标准洗涤 RBCs（BCD-RBCs，$n = 306$）或者洗涤 RBCs 在储存前［新鲜过滤（fresh filtered，FF），$n = 305$］或储存后［储存过滤（stored filtered，SF），$n = 303$］过滤。结果发现接受 BCD-RBC 组患者 60d 死亡率高于接受 FF 或 SF 产品患者（7.8 *vs* 3.6 *vs* 3.3%，$P = 0.01$）。此外，根据输血量进行亚组分析显示存在剂量依赖效应，心脏手术患者死亡率差异的显著性仅存在于接受超过 3 单位 RBC 输注的患者。

作者进一步研究了 496 例心脏瓣膜手术患者，此类患者接受大量 RBC 输注的可能性和术后并发症的发生风险更高[12]。与接受 BCD-RBC 患者相比，接受 LR-RBC 患者院内死亡率显著下降（5.5 *vs* 10.1%，$P = 0.05$）。滤除白细胞也可降低感染发生率。

在以上 2 项研究中[11-12]，接受标准洗涤 RBCs 较输入储存前滤除白细胞 RBCs 患者死亡率增高的主要原因与感染和多器官功能障碍综合征（multiorgan dysfunction syndrome，MODS）相关[17]。

正如对减少围手术期死亡率随机证据的第一次网络共识会议[25]及最近更新[26]中所报道，目前尚未见其他研究发现心脏手术患者使用滤除白细胞 RBCs 对生存的优势（表 9.1）。Connery 等[13]纳入 69 例接受冠状动脉旁路移植术（coronary artery bypass graft，CABG）患者，比较床旁过滤 RBCs 和未经过滤的 RBCs，未发现死亡率存在差异，由于中期分析发现过滤组呼吸道感染发生率降低而提前终止（$P = 0.048$）。

在一项纳入 597 例接受 CABG 或瓣膜手术患者的研究中，Wallis 等[14]将患者随机分入去除血浆 RBCs 组（$n = 198$）、BCD-RBCs 组（$n = 204$）或滤除白细胞 RBCs 组（$n = 195$），结果发现输入滤除白细胞的血液制品与其他组相比，死亡率相近。

然而，将心脏手术中开展的 5 项 RCTs[11-12,14-16]，与其他类型手术一同纳入 meta 分析，共 2990 例患者。独立分析心脏手术研究结果时，发现输入含有白细胞的 RBC，患者死亡率显著增加［总体风险比（OR）1.72，95% CI（1.05，2.81）][18]。

心脏手术患者输入滤除白细胞 RBCs 的益处，受到最近一项大规模回顾性研究的挑战。这项研究纳入澳大利亚 6 所教学医院 14 980 例患者队列[27]。2008 年 7 月起，澳大利亚在全国推行滤除白细胞（universal leukodepletion，ULD）政策。McQuilten 等[27]评估比较 ULD 推行前（2005—2008，$n = 8857$）后

（2008—2010，$n = 6123$）心脏手术患者的死亡率、感染、急性肾损伤（acute kidney injury，AKI）和重症监护室（intensive care unit，ICU）停留时间（length of stay，LOS）。这两个时期患者的死亡率和感染发生率没有差异。虽然发现 ULD 与 AKI 降低相关，但是在未输血的患者也发现了相同的趋势，提示 AKI 降低可能与其他医疗实践的改变相关。

除外这一证据，上述滤除白细胞对心脏手术患者生存率的益处没有被其他随机证据所质疑。

9.2.2　非心脏手术滤除白细胞和死亡率

没有 RCT 报道非心脏手术患者滤除白细胞后死亡率有显著差异。3 项针对结肠手术患者的大规模 RCTs[19-21] 没有发现输入 LR-RBCs 和 BCD-RBCs 患者死亡率存在差异。但 Jensen 等[19] 发现输入滤除白细胞血液患者切口感染和腹腔内脓肿的发生率显著降低。Dzik 等针对不同患者人群开展了一项大规模 RCT，纳入 2780 例内科和外科患者，对比输入标准或少白细胞 RBC 的效果。作者发现死亡率和院内 LOS 没有差异。对不同手术患者进行亚组分析，如心脏手术和结直肠手术，没有发现少白细胞组和对照组存在显著差异。Hilten 等[23] 针对大手术（胃肠道和腹主动脉瘤）患者研究中也没有发现死亡率的差异。然而，院内 LOS 和 MODS 发生率在滤除白细胞 RBC 组降低。最后，Vamvakas 等[18] 纳入 11 项 RCTs 的 meta 分析，其中 5 项是之前提及的心脏手术，4 项为胃肠道手术，1 项创伤手术患者，1 项混合内外科患者。结果显示在所有不同临床场景和输入不同 RBCs 制品时，死亡率没有差异，除外上述提到的心脏手术。

9.2.3　滤除白细胞和感染

认为 ABTs 中含有的 WBCs 是导致术后感染的原因的假说在 RCTs 中被验证，但结果存在争议[11-15,17,19-23]。其中，2 项纳入 RCTs 的 meta 分析试图发现使用滤除白细胞血液制品后感染发生率的差异[18,28]。这 2 项研究中，一项使用意向性治疗分析没有发现 LR 和术后感染的相关性，而另一项局限于实际输血患者（实际治疗分析）[28] 报道输入少白细胞 RBC 发生术后感染的相对风险降低接近 50%（$P < 0.005$）。但是，2 项研究都因纳入试验之间缺乏同质性[29] 和意向治疗分析与实际治疗分析之间的差异[30] 而受到质疑。

根据现有的研究，心脏手术患者中观察到的死亡率的降低不能完全归因于 LR 预防术后感染的能力。已提出了更为复杂的机制。

9.3　药理特性

ABTs 对受体的免疫系统产生较大的影响。被称作 TRIM 的效应是输入异体白细胞的结果，这一效应在 20 世纪 70 年代接受肾脏移植的患者中发现，移植前接受输血可改善移植的预后。输血可能存在免疫抑制作用也引发增加术后感染的顾虑。

多种因素参与 TRIM 过程，如白细胞活化或白细胞储存过程中释放的可溶性因子。

心脏手术这一模型中，额外的病理生理机制可能增强 ABTs 对术后感染和死亡率的作用。体外循环（Cardiopulmonary bypass，CPB）导致全身炎症反应综合征（systemic inflammatory response syndrome，SIRS），表现为大量细胞因子释放和白细胞活化，白介素 6（IL − 6）、IL − 12 和肿瘤坏死因子 α（TNFα）等介质释放。代偿性抗炎反应综合征（compensatory anti-inflammatory response syndrome，CARS）通过释放抗炎细胞因子如 IL − 10，对抗这一促炎模式。

含有白细胞的 RBCs 改变 CPB 后促炎和抗炎反应之间的平衡，增强 SIRS 反应引发 MODS。此外，严重的炎症反应导致更剧烈的 CARS，从而增加术后感染的易感性。

Bilgin 等[31]研究了随机接受 LR-RBC 或 BCD-RBC 心脏手术患者促炎和抗炎细胞因子。他们发现接受超过 4 个单位 RBC 输注患者中，BCD-RBC 组 IL − 6 含量显著升高。此外 BCD-RBC 组中发生术后感染和 MODS 的患者，IL − 6 和 IL − 12 的含量更高。这些发现提示含有白细胞的 RBCs 参与了术后炎症反应。异体白细胞介导的"二次打击"加剧了心脏手术后的 SIRS，可能导致对感染易感性增加和更严重的 MODS。

9.4 治疗性应用

心脏手术患者是一组接受较多输血的患者人群且因为手术操作炎症反应更剧烈。因此，在该患者人群中滤除白细胞的益处被放大。

正如前述，有大量结论一致的证据支持在心脏手术患者中使用滤除白细胞的血液制品[11 − 16,18,25,28]。

是否这一益处也适用于其他需要大量输血的外科手术患者尚存在争议，需要进一步研究，但滤除白细胞能降低术后发热反应和抗生素的用量。此外，虽然其程度和机制尚不明确，但由于输血相关免疫调节的存在，减少白细胞可能增强需要大量输血患者的安全性。

报道与减少白细胞血液制品相关的不良反应相对较少：在接受经含有醋酸纤维素滤器过滤红细胞的患者中观察到"红眼"综合征，一种过敏性结膜炎。

不幸的是，减少白细胞是一项高花费的操作，其性价比很低。尽管如此，由于减少了输血相关的不良反应和改善了患者的预后，实际可降低医疗花费。

由于以上原因，现在大部分西方国家，输入少白细胞血液制品是最佳做法，普遍采用滤除白细胞。

总　结

尽管一些研究报道输入红细胞增加术后感染和多器官功能衰竭的发生率，而相反，使用少白细胞制品这些并发症发生率降低；但滤除白细胞的效果仍存在争议，可能的作用机制也不完全清楚。然而，大部分研究者认为心脏手术患者使用少白细胞制品能获益，因为血液制品中含有的白细胞会增强炎症反应和免疫调节作用，从而增加感染和多器官功能衰竭的发生率。尤其是，在大规模随机对照研究中显示接受至少 3 个单位血液输入的心脏手术患者输入滤除白细胞的血液能提升生存率。这一课题需要进一步研究，包括性价比研究。

临床总结表

技术	减少输入 RBC 中的白细胞通过（储存前和储存后过滤）
适应证	心脏手术
注意事项	无
不良反应	通常耐受性良好 "红眼"综合征 花费高
剂量	倾向于血液采集后的 2~4h 内进行储存前过滤 达到每个单位血液中白细胞含量 $(1\sim5)\times10^6$
备注	死亡率降低与 TRIM 和感染发生率降低有关 异体白细胞导致促炎效应加剧心脏手术 CPB 后的 SIRS

参考文献

[1] WHO. Global database on blood safety. Summary report, 2011.

[2] Murphy GJ, Pike K, Rogers CA, et al. Liberal or restrictive transfusion after cardiac surgery. N Engl J Med, 2015, 372: 997-1008.

[3] de Almeida JP, Vincent JL, Galas FR, et al. Transfusion requirements in surgical oncology patients: a prospective, randomized controlled trial. Anesthesiology, 2015, 122: 29-38.

[4] Gregersen M, Borris LC, Damsgaard EM. Postoperative blood transfusion strategy in frail, anemic elderly patients with hip fracture. Acta Orthop, 2015, 86: 363-372.

［5］ Holst LB, Petersen MW, Haasen N, et al. Restrictive versus liberal transfusion strategy for red blood cell transfusion: systematic review of randomised trial with meta-analysis and trial sequential analysis. BMJ, 2015, 350: h1354.

［6］ Fominskiy E, Putzu E, Monaco F, et al. Liberal transfusion strategy improves survival in perioperative patients. A meta-analysis of randomised trials. BJA, 2015, 115 (4): 511 –519.

［7］ Carson JL, Brooks MM, Abbott JD, et al. Liberal versus restrictive transfusion thresholds for patients with symptomatic coronary artery disease. Am Heart J, 2013, 165: 964 – 971.

［8］ Vamvakas EC, Blaychman MA. Transfusion-related mortality: the ongoing risk of allogeneic blood transfusion and the available strategies for their prevention. Blood, 2009, 113: 3406 – 3417.

［9］ Bilgin YM, van de Watering LMG, Brand A. Clinical effects of leucoreduction of blood transfusions. Neth J Med, 2011, 69: 441 –450.

［10］ Vamvakas EC, Blajchmann MA. Deleterious clinical effects of transfusion-associated immunomodulation: fact or iction? Blood, 2001, 97: 1180 – 1195.

［11］ Van de Watering LMG, Hermans J, Houbiers JGA, et al. Beneicial effects of leukocyte depletion of transfused blood on postoperative complications in patients undergoing cardiac surgery: a randomized clinical trial. Circulation, 1998, 97: 562 – 568.

［12］ Bilgin YM, van de Watering LMG, Eijsman L. Double-blind, randomized controlled trial on the effect of leukocyte-depleted erythrocyte transfusion in cardiac valve surgery. Circulation, 2004, 109: 2755 –2760.

［13］ Connery CP, Toumpoulis IK, Anagnostopoulis CE. Does leukoiltration reduce pulmonary infections in CABG patients? A prospective, randomised study with early results and mid-term survival. Acta Cardiol, 2005, 60: 285 – 293.

［14］ Wallis JP, Chapman CE, Orr KE, et al. Effect of WBC reduction of transfused RBCs on postoperative infection rates in cardiac surgery. Transfusion, 2002, 42: 1127 – 1134.

［15］ Bracey AW, Radovancevick R, Nussimeier NA, et al. Leukocyte-reduced blood in open-heart surgery patients: effect on outcome. Transfusion, 2002, 42: 5S.

［16］ Boshkov LK, Furnary A, Morris C, et al. Prestorage leukoreduction of red cells in elective cardiac surgery: results of a double-blind randomized controlled trial. Blood, 2004, 104: 112a.

［17］ Bilgin YM, van de Watering LMG, Eijsman L. Is increased mortality associated with post-operative infections after leukocytes containing red blood cell transfusions in cardiac surgery? An extended analysis. Transfus Med, 2007, 17: 304 – 311.

［18］ Vamvakas EC. White-blood-cell-containing allogenic blood transfusion and postopera-tive infection or mortality: an update meta-analysis. Vox Sang, 2007, 92: 224 – 232.

［19］ Jensen LS, Kissmeyer-Nielsen P, Wolff B, et al. Randomised comparison of leucocyt-edepleted versus buffy-coat-poor blood transfusion and complications after colorectal surgery. Lancet, 1996, 348: 841 – 845.

[20] Titlestad IL, Ebbesen LS, Ainsworth AP. Leukocyte-depletion of blood components does not signiicantly reduce the risk of infections complications: results of a double-blinded, randomized study. Int J Colorectal Dis, 2001, 16: 147 – 153.

[21] Skanberg J, Lundholm K, Haglind E. Effects of blood transfusion with leucocyte depletion on length of hospital stay, respiratory assistance and survival after curative surgery for colorectal cancer. Acta Oncol, 2007, 46: 1123 – 1130.

[22] Dzik WH, Anderson JK, O'Neill EM. A prospective, randomized clinical trial of universal WBC reduction. Transfusion, 2002, 42: 1114 – 1122.

[23] Van Hilten JA, van de Watering LMG, van Bockel JH. Effects of transfusion with red cells iltered to remove leukocytes: randomized controlled trial in patients undergoing major surgery. BMJ, 2004, 328: 1281 – 1284.

[24] Nielsen HJ, Hammer J, Kraup AL. Prestorage leukocyte iltration may reduce leukocyte-derived bioactive substance accumulation in patients operated for burn trauma. Burns, 1999, 25: 162 – 170.

[25] Landoni G, Rodseth RN, Santini F. Randomized evidence for reduction of perioperative mortality. J Cardiothorac Vasc Anesth, 2012, 26: 764 – 772.

[26] Landoni G, Pisano A, Lomivorotov V, et al. Randomized evidence for reduction of perioperative mortality: an updated consensus process. J Cardiothorac Vasc Anesth, 2016, doi: 10. 1053/j. jvca.

[27] McQuilten ZK, Andrianopoulos N, van de Watering L, et al. Introduction of universal prestorage leukodepletion of blood components and outcomes in transfused cardiac surgery patients. J Thorac Cardiovasc Surg, 2015, 150: 216 – 222.

[28] Fergusson D, Khanna MP, Tinmouth A. Transfusion of leukoreduced red blood cells may decrease postoperative infections: two meta-analyses of randomized controlled trials. Can J Anaesth, 2004, 51: 417 – 424.

[29] Vamvakas EC. Why have meta-analyses of randomized controlled trials of the association between non-white-blood-cell-reduced allogenic blood transfusion and postoperative infection produced discordant results? Vox Sang, 2007, 93: 196 – 207.

[30] Blumberg N, Zhao H, Wang H. The intention-to-treat principle in clinical trials and meta-analyses of leukoreduced blood transfusions in surgical patients. Transfusion, 2007, 4: 573 – 581.

[31] Bilgin JM, van de Watering LMG, Versteegh MIM. Effects of allogeneic leukocytes in blood transfusions during cardiac surgery on inlammatory mediators and postoperative complications. Crit Care Med, 2010, 38: 546 – 552.

（雷 翀　译，董海龙　审）

第 10 章
使用主动脉内球囊反搏降低围手术期死亡率

Emily MacKay, Aris Sophocles, George Silvay, John G. T. Augoustides

10.1 总体原则

　　主动脉内球囊反搏（intra-aortic balloon pump，IABP）通过减少氧供/氧耗失衡来增强心肌做功[1-6]。球囊在舒张期充气通过增加舒张期冠脉灌注压从而增加心肌氧供[4-6]。球囊在心脏收缩前即刻放气通过减少左心后负荷从而减少心肌氧耗[4-6]。最近的证据确定，由于上述对心肌的有利作用，IABP 作为一种治疗手段可降低围手术期死亡率[1-3]。

10.2 治疗性应用

　　IABP 的临床适应证包括急性冠脉综合征、心源性休克、高风险经皮冠状动脉介入治疗（percutaneous coronary intervention，PCI）和心脏手术[1-6]。围手术期的适应证包括术前稳定心脏手术患者、心脏手术后心源性休克、重症心脏病患者的高风险非心脏手术[1-8]。IABP 的并发症包括主动脉瓣反流、动脉夹层、动脉破裂、动脉栓塞以及分支血管阻塞[9-10]。因此，IABP 的禁忌证包括严重的主动脉瓣关闭不全、主动脉夹层、主动脉瘤以及严重的主动脉粥样硬化。为了

E. MacKay, DO, MD · A. Sophocles, MD
Anesthesiology and Critical Care, Perelman School of Medicine, University of Pennsylvania,
Dulles 680, HUP, 3400 Spruce Street, Philadelphia, PA 19104 – 4283, USA
e-mail：emily. mackay@ uphs. upenn. edu；Aris. Sophocles@ uphs. upenn. edu

G. Silvay, MD, PhD
Department of Anesthesiology, Icahn School of Medicine at Mount Sinai,
Mount Sinai Medical Center, I Gustave L. Levy Place, New York, NY 10029 – 6574, USA
e-mail：george. silvay@ mountsinai. org

J. G. T. Augoustides, MD, FASE, FAHA (✉)
Cardiovascular and Thoracic Section, Anesthesiology and Critical Care,
Perelman School of Medicine, University of Pennsylvania,
Dulles 680, HUP, 3400 Spruce Street, Philadelphia, PA 19104 – 4283, USA
e-mail：yiandoc@ hotmail. com

© Springer International Publishing AG 2017
G. Landoni et al. (eds.), Reducing Mortality in the Perioperative Period,
DOI 10. 1007/978 – 3 – 319 – 46696 – 5_10

将 IABP 的有益效应最大化在技术上的重点在于严格将球囊充放气与心动周期同步，并通过影像学确认球囊放置于降主动脉的正确位置。

10.3　主要证据

10.3.1　心脏手术

2011 年北美冠状动脉旁路移植术（CABG）指南推荐 IABP 作为有开胸手术史、左室射血分数≤30% 和（或）左主干病变的高风险患者的治疗手段（Ⅱa 类推荐，证据等级 B)[11]。2014 年欧洲心肌再血管化（CABG 或 PCI）指南强调了 IABP 在缺血性心源性休克的作用，尤其对于二尖瓣反流和室间隔缺损等机械并发症（Ⅱa 类推荐，证据等级 C)[3]。不推荐缺血性心源性休克常规使用 IABP（Ⅲ类推荐，证据等级 A)[4]。

一项前瞻性单中心随机临床试验（$N=110$）显示在血流动力学稳定射血分数 <35% 的患者术前使用 IABP 并不降低严重并发症发生率，包括 CABG 后死亡率［比值比 1.49，95% CI（0.68，3.33）；$P>0.05$)][12]。一项大样本多中心随机临床试验（IABP-SHOCK Ⅱ：$N=600$）显示缺血性心源性休克使用 IABP 治疗不降低 PCI 或 CABG 术后 30d［风险比 0.96；95% CI（0.79，1.17）；$P=0.69$］和 1 年［风险比 1.01；95% CI（0.86，1.18）；$P=0.91$］死亡率[13-14]。

与此相反，最近对随机临床试验的 meta 分析显示在高风险 CABG 手术中术前使用 IABP 可以降低围手术期死亡率[1,15]。在首个 meta 分析中（8 项试验：集合 $N=625$），术前使用 IABP 显著降低围手术期死亡率［风险比 0.38；95% CI（0.20，0.73）；$P=0.004$][1]。第二项 meta 分析（9 项试验，集合 $N=1171$），术前使用 IABP 显著降低院内死亡率［比值比 0.381；95% CI（0.23，0.69）；$P<0.001$][15]。这些 meta 分析都将 IABP-SHOCK Ⅱ 试验排除，因为该试验也纳入了 PCI 患者[13-14]。这一重要差异强调了未来开展检验效能足够的多中心随机临床试验评估 IABP 对高风险 CABG 患者生存益处的重要性[1,15]。

10.3.2　非心脏手术

最近欧洲和北美指南强调了 IABP 在高风险非心脏手术患者使用的有限证据[7-8]。这一组病案报道和病例系列记录了心脏重症患者接受非心脏手术围手术期使用 IABP，这类心脏重症患者或在心肌再血管化前需要急诊手术或术中需要进行血流动力学复苏[16-17]。因此，推荐在非心脏手术发生急性或严重心功能不全而在术前无法纠正时考虑使用 IABP（Ⅱb 类推荐，证据等级 C)[7]。

10.3.3　经皮冠状动脉介入治疗

北美和欧洲现行 PCI 指南推荐在高风险患者考虑使用 IABP，包括心源性休克（Ⅱ类推荐，证据等级 C）[4-6]。此外，考虑到本章此前讨论的高质量证据[3-6,13-14]，这些指南不推荐在这些情况下常规使用 IABP（Ⅲ类推荐，证据等级 A）。鉴于以前 IABP 被作为Ⅰ类推荐，这些最新的推荐意见建议在此类临床情况下降低 IABP 的治疗性作用[4-6,18-19]。

最近一项对随机对照试验的 meta 分析（7 项试验，集合 $N=790$）评估了并发心源性休克的急性心肌梗死患者使用 IABP 对 30d 死亡率的影响[18]。这项 Cochrane meta 分析包含了 IABP-SHOCK Ⅱ 试验，纳入了 CABG 和 PCI 患者[13-14]。这项高质量试验的主要发现是在此类高风险患者中使用 IABP 治疗对 30d 全因死亡率并无影响 [危害比 0.95；95% CI（0.75，1.19）]，尽管血流动力学参数有改善[18]。Cochrane 研究者认为尚无令人信服的随机数据支持在心肌梗死相关的心源性休克患者中使用 IABP。

以上结论被后续 2 项 meta 分析证实[20-21]。第一项 meta 分析纳入的随机试验，不管血流动力学状态如何（12 项试验，集合 $N=2123$），结果发现 IABP 并不能改善死亡率 [比值比 0.96；95% CI（0.74，1.24）][20]。此外，对死亡率的影响在有 [比值比 0.94；95% CI（0.69，1.28），$P=0.69$]或没有 [比值比 0.98；95% CI（0.57，1.69），$P=0.95$] 心源性休克的情况下也并无差别[20]。第二项 meta 分析包含了 PCI 和 CABG 患者的随机试验（12 项试验，集合 $N=2155$），结果发现短期 [相对风险 0.66，95% CI（0.42，1.01）]或长期内死亡率并无差异 [相对风险 0.79，95% CI（0.47，1.35）][21]。此外，在第二项 meta 分析中，高风险 CABG 亚组使用 IABP 后死亡率降低 [相对风险 0.40，95% CI（0.25，0.67）]，这一发现与之前讨论的 meta 分析一致[1,15,21]。

总　结

围手术期 IABP 治疗可帮助以稳定心脏手术或非心脏手术包含心导管手术发生心源性休克患者[22]。鉴于这一临床益处，最近的证据和指南支持选择性使用这项措施。术前使用 IABP 在高风险 CABG 患者中可以降低死亡率，但其优势在高风险 PCI 患者中尚不明确。未来的试验需要在接受心脏手术和非心脏手术的高风险心脏病患者中探索其对死亡率的影响[22]。

临床总结表

适应证	心源性休克
	高风险 CABG
	高风险 PCI
	非心脏手术的严重心肌缺血患者
禁忌证	主动脉瓣反流
	严重主动脉粥样硬化
	主动脉夹层
	主动脉瘤
	主动脉分支血管阻塞
并发症	主动脉瓣反流加剧
	动脉粥样硬化栓塞
	主动脉夹层
	动脉破裂
	主动脉分支血管阻塞
监测	需要影像学确认正确位置
	在心动周期适当的时间进行球囊充气和放气以获得最佳的血流动力学效应
	监测远端缺血，减少并发症

参考文献

[1] Zangrillo A, Pappalardo P, Dossi R, et al. Preoperative intra-aortic balloon pump to reduce mortality in coronary artery bypass graft: a meta-analysis of randomized controlled trials. Crit Care, 2015, 19: 10.

[2] Landoni G, Rodseth RN, Santini F, et al. Randomized evidence for reduction of perioperative mortality. J Cardiothorac Vasc Anesth, 2012, 26: 764 –772.

[3] Landoni G, Pisano A, Lomivorotov V, et al. Randomized evidence for reduction of perioperative mortality: an updated consensus process. J Cardiothorac Vasc Anesth, 2016, pii: S1053 –0770 (16): 30281 –6.

[4] Windecker S, Kolh P, Alfonso F, et al. 2014 ESC/EACTS guidelines on myocardial revascularization. Eur Heart J, 2014, 35: 2541 –2619.

[5] Rofi M, Patrono C, Collet JP, et al. 2015 ESC guidelines for the management of acute coronary syndromes in patients presenting without persistent ST-segment elevation. Eur Heart J, 2016, 37: 267 –315.

[6] Amsterdam EA, Wenger NK, Brindis RG, et al. 2014 AHA/ACC guideline for the manage-

ment of patients with non-ST-elevation acute coronary syndromes. Circulation, 2014, 130: e344 – e426.

[7] Fleisher LA, Fleischmann KE, Auerbach AD, et al. 2014 ACC/AHA guideline on perioperative cardiovascular evaluation and management of patients undergoing noncardiac surgery. Circulation, 2014, 130: e278 – e333.

[8] Kristensen D, Knuuti J, Saraste A, et al. 2014 ESC/ESA guidelines on non-cardiac surgery: cardiovascular assessment and management. Eur Heart J, 2014, 35: 2383 – 2431.

[9] Parissis H, Soo A, Al-Alao B. Intra-aortic balloon pump: literature review of risk factors related to complications of the intra-aortic balloon pump. J Cardiothorac Surg, 2011, 6: 147.

[10] Kantrowitz J. The intra-aortic balloon pump: an early chapter in translational medicine. Artif Organs, 2015, 39: 457 – 472.

[11] Hillis LD, Smith PK, Anderson JL, et al. 2011 ACCF/AHA guideline for coronary artery bypass graft surgery: a report of the American College of Cardiology Foundation/American Heart Association Task Force on Practice Guidelines. Circulation, 2011, 124: e652 – e735.

[12] Ranucci M, Castelvecchio S, Biondi A, et al. A randomized controlled trial of preoperative intra-aortic balloon pump in coronary patients with poor left ventricular function undergo-ing coronary artery bypass surgery. Crit Care Med, 2013, 41: 2476 – 2483.

[13] Thiele H, Zeymer U, Neumann FJ, et al. Intraaortic balloon support for myocardial infarction with cardiogenic shock. N Engl J Med, 2012, 367: 1287 – 1296.

[14] Thiele H, Zeymer U, Neumann FJ, et al. Intra-aortic balloon counterpulsation in acute myocardial infarction complicated by cardiogenic shock (IABP-SHOCK II): inal 12 month results of a randomised, open-label trial. Lancet, 2013, 382: 1638 – 1645.

[15] Pilarczyk K, Boening A, Jakob H, et al. Preoperative intra-aortic counterpulsation in high-risk patients undergoing cardiac surgery: a meta-analysis of randomized controlled trials. Eur J Cardiothorac Surg, 2016, 49: 5 – 17.

[16] Augoustides JG, Hosalkar HH, Savino JS. Utility of transthoracic echocardiography in diagnosis and treatment of cardiogenic shock during noncardiac surgery. J Clin Anesth, 2005, 17: 488 – 489.

[17] Burgio G, Martucci G, Panarello G, et al. Intra-aortic balloon counterpulsation in high-risk cardiac patients undergoing non-cardiac surgery: a case series. J Cardiothorac Vasc Anesth, 2016, 30: 428 – 431.

[18] Unverzagt S, Buerke M, de Waha A, et al. Intra-aortic balloon pump counterpulsation (IABP) for myocardial infarction complicated by cardiogenic shock. Cochrane Database Syst Rev, 2015, 3, CD007398.

[19] Levy B, Bastien O, Bendeld K, et al. Experts' recommendations for the management of adult patients with cardiogenic shock. Ann Intensive Care, 2015, 5: 17.

[20] Ahmad Y, Sen S, Shun-Shir MJ, et al. Intra-aortic balloon pump therapy for acute myo-cardial

infarction: a meta-analysis. JAMA Intern Med, 2015, 175: 931 –939.

[21] Wan YD, Sun TM, Kar QC, et al. The effects of intra-aortic balloon pumps on mortality in patients undergoing high-risk coronary revascularization: a meta-analysis of randomized controlled trials of coronary artery bypass grafting and stenting era. PLoS ONE, 2016, 11, e0147291.

[22] van Numen LX, Noc M, Kapur NK, et al. Usefulness of intra-aortic balloon pump counterpulsation. Am J Cardiol, 2016, 117: 469 –476.

（张　慧　译，雷　翀　审）

第11章
选择性消化道去污

Luciano Silvestri, *Hendrick K. F. van Saene*

11.1 总体原则

选择性消化道去污（selective decontamination of the digestive tract, SSD），指的是应用肠外（如三代头孢菌素）和肠内抗菌药（多黏菌素 E、妥布霉素和两性霉素 B）进行抗菌药物预防，从而控制重症患者的严重感染[1]。

SDD 的提出是基于人们观察到重症疾病会对身体菌群的数量和性状上有巨大影响，使得体内携带菌群从正常向异常转变，携带菌群数量从低到高（过度生长），正常菌群和不正常菌群都大量增生[1]。SDD 控制感染减少死亡率的作用是基于其选择抗生素以清除生长过度的潜在致病微生物（potentially pathogenic microorganisms, PPMs）的能力。

11.2 主要证据

在超过 30 年的研究周期中，共有 68 项纳入 15 000 例重症患者的有关 SDD 的随机对照试验（RCT）和 12 项 meta 分析。然而，大多数 RCTs 的设计是来检测患病率的，即下呼吸道和血源感染，并且其检验效能不足以检测生存优势。最有力的 meta 分析显示用广谱肠内和肠外抗菌药实施 SDD，可使下呼吸道感染显著减少达 72% [OR = 0.28, 95% CI（0.20, 0.38）]，血源感染减少 27% [OR = 0.73, 95% CI（0.64, 0.84）] 到 29% [OR = 0.71, 95% CI（0.61, 0.82）][1-3]。

关于 SDD 对终点时间死亡率影响最大的 RCTs 是在荷兰实施的[4-5]。第一项荷兰的试验纳入了 934 例患者，结果发现总体人群 ICU 死亡率下降 35% [RR =

L. Silvestri, MD (✉)
Department of Emergency, Unit of Anesthesia and Intensive Care,
Presidio Ospedaliero di Gorizia, Via Fatebenefratelli 34, 34170 Gorizia, Italy
e-mail: lucianosilvestri@yahoo.it

H. K. F. van Saene, MD, PhD
Institute of Ageing and Chronic Diseases, University of Liverpool,
The Apex Building, 6 West Derby Street, Liverpool L7 8TX, UK
e-mail: nia.taylor@liverpool.ac.uk

© Springer International Publishing AG 2017
G. Landoni et al. (eds.), *Reducing Mortality in the Perioperative Period*,
DOI 10.1007/978-3-319-46696-5_11

0.65，95% CI（0.49，0.85）]，在接受急诊手术的外科患者亚组，ICU 死亡率显著降低 [RR = 0.48，95% CI（0.26，0.87）][4]。关于 SDD 的第二项荷兰研究纳入了 6000 例患者，比较了 SDD 和选择性口咽部去污（selective oropharyngeal decontamination，SOD），这是不含肠道内和肠道外成分的标准护理方案[5]。与标准护理相比，SDD 减少了 ICU 死亡率 [OR = 0.81，95% CI（0.69，0.94）]。对外科患者的析因分析显示 SDD 降低了 28d 死亡率，尽管降低不显著 [OR = 0.86，95% CI（0.69，1.09）][6]。最后，第 3 项德国 RCT 纳入 546 例手术患者[7]，虽然其设计不是为了检测生存优势，但其结果显示在 APACHEⅡ评分为 20 ~ 29 的中度患者中死亡率显著下降 [RR = 0.51，95% CI（0.29，0.87）]。

SDD 降低胃肠道手术后肺炎、术后感染以及吻合口瘘的发生率[8]。有 3 项 meta 分析针对接受 SDD 的肝移植患者[9-11]，其中 2 项[9-10]发现了由需氧革兰氏阴性菌（AGNB）和酵母菌所致的感染显著减少 [OR = 0.16，95% CI（0.07，0.37）和 OR = 0.41，95% CI（0.23，0.73）]，但由于样本量小没有发现死亡率有显著下降 [OR = 0.82，95% CI（0.22，2.45）][9]。

在心脏手术患者中也研究了 SDD。所有的 RCTs 都显示感染发生率降低，术后内毒素水平和炎症介质水平均下降[11]。

2 项探索 SDD 对重症外科患者的作用的 meta 分析显示了并发症发生率和死亡率显著降低[11-12]。值得注意的是，SDD 将外科手术患者死亡率降低了 27% [OR = 0.73，95% CI（0.55，0.98）]（未发表的个人资料）到 40% [OR = 0.60，95% CI（0.42，0.88）][11]。

最近，2 个共识会议确定了可能降低成人手术患者死亡率的所有干预措施[13-15]。根据 RCTs 和 meta 分析中获得的证据，SDD 被纳入 14 项减少死亡率的非手术干预措施之一[15]。

此外，SDD 被列入在 2012 版严重脓毒症和脓毒症休克管理指南，不幸的是证据质量和推荐等级为 2B 级[16]。

11.3　药理学特性

SDD 的作用机制是控制重症疾病相关的肠道菌群过度增殖（critical illness-related carriage in overgrowth，CIRCO）状态[1]。低度菌群携带是指每克消化道排泄物中含有 < 10^5 的潜在病原微生物（potentially pathogenic microorganisms，PPMs）。高度菌群携带（即过度增殖）是指每克消化道排泄物中含有 ≥ 10^5 的 PPMs。CIRCO 是造成内源性感染和抗药性的危险因素[1]。

ICU 患者中发生的大部分感染都是内源性的（85%），即由喉部和（或）肠道细菌过度增殖所致[1]。口咽部 PPMs 菌群的过度增殖是造成下呼吸道感染的第一步。相似的，肠道 PPMs 菌群过度增殖是引起血源感染的第一步病理因素。存在于之前健康的个体中正常的 PPMs 是导致在急性事件，如创伤、手术、胰腺炎、急性肝衰竭和烧伤之后，需要重症监护的病原体。它们是肺炎链球菌、流感嗜血杆菌、卡他莫拉菌、大肠杆菌、甲氧西林敏感的金黄色葡萄球菌和白色念珠菌。患有潜在疾病的患者体内可能还携带有其他 9 种非正常的 PPMs：8 种 AGNB（克雷伯杆菌、肠杆菌、柠檬酸杆菌、变形杆菌、摩根菌、沙雷菌、不动杆菌和假单胞菌）和耐甲氧西林金黄色葡萄球菌（methicillin-resistant S. aureus，MRSA)[1]。

喉和肠道菌群的监测培养与下呼吸道和血液的诊断样本之间还存在定性和定量的关系，即当喉部和肠道中的潜在病原体达到了一个过度增殖的状态时，下呼吸道分泌物和血液对同一个病原体的检测才可能呈现阳性。

外源性感染（15%）不源于喉和（或）肠道菌群的过度增殖；它通常由异常细菌致病，并可能发生于 ICU 留院期间的任何时候。高等级的卫生措施是控制外源性感染的一大策略，对气管切开的患者，可以在切开处联合表面 SDD 抗菌预防下呼吸道感染。

11.4 治疗性应用

完整的 SDD 用药方案是基于以下 4 点[1]（表 11.1）：

表 11.1 SDD 方案的 4 个组成部分

目标 PPM、抗生素、策略	每日总药量[a]		
	<5 岁	5 ~ 12 岁	>12 岁
肠外抗生素	–	–	–
头孢噻肟（mg）	150/kg	200/kg	4000
肠内抗生素	–	–	–
口咽部	–	–	–
AGNB：多黏菌素 E 加妥布霉素		2% 的药膏或凝胶 2g	
酵母菌：两性霉素 B 或制霉菌素		2% 的药膏或凝胶 2g	
MRSA：万古霉素		2% 的药膏或凝胶 2g	
肠道	–	–	–
AGNB：多黏菌素 E[b]（mg）	100	200	400
联合妥布霉素（mg）	80	160	320
酵母菌：两性霉素 B（mg）	500	1000	2000
或制霉菌素单位	2×10^6	4×10^6	8×10^6
MRSA：万古霉素（mg）	20 ~ 40/kg	20 ~ 40/kg	500 ~ 2000

续表

目标 PPM、抗生素、策略	每日总药量[a]
预防控制（联用表面抗菌药）	（2% PTA 药膏/凝胶 2g 或 4% 万古霉素药膏/凝胶）
入院时、星期一、星期四监测咽喉 　和直肠拭子	

SDD：消化道选择性去污；PPM：潜在致病微生物；AGNB：需氧革兰氏阴性菌；MRSA：耐甲氧西林金黄色葡萄球菌；PTA：多黏菌素/妥布霉素/两性霉素 B

a：每日总剂量需分 4 次使用

b：多黏菌素 B 指硫酸黏菌素；1mg 硫酸黏菌素相当于 20 000IU 的黏菌素

在入院时立刻给予肠外抗生素并维持 4d，控制由患者入院时携带 PPMs 导致的原发性内源性感染。携带正常菌群的健康患者可以使用头孢噻肟 80 ~ 100mg/（kg·d）。患有慢性潜在疾病患者或从其他 ICU 或普通病房转来的患者在喉部和长达可能同时携带有正常和非正常的菌群，若预期存在 MRSA 可能需要使用抗铜绿假单胞菌高免疫球蛋白头孢菌素或糖肽。

肠内不可吸收的抗菌药，即多黏菌素 E（黏菌素）、妥布霉素和两性霉素 B（PTA），在 ICU 治疗期间贯穿使用，以控制继发菌群和 ICU 获得的 PPMs 所致的继发性内源性感染。使用含有 2% 的 PTA 的 0.5g 凝胶或膏药，用压舌板或指套涂抹于口腔黏膜，每天 4 次；加上 10mL 含有 100mg 多黏菌素 E、80mg 妥布霉素和 500mg 两性霉素 B 的混合悬液通过鼻胃管进行消化道药，每天 4 次。经过正确去污的患者，喉部和直肠的检测样本中没有 AGNB，金黄色葡萄球菌和酵母菌。如果存在局部 MRSA 感染，在经典的 PTA 方案中增加口咽部使用 0.5g 含有 4% 万古霉素的凝胶/药膏，和（或）肠道给予 500mg 万古霉素溶液，预防可能的 MRSA 感染。

由于存在 ICU 相关的微生物传播，需要采用高标准的卫生来控制外源性感染。为了控制下呼吸道外源性感染，对气管切开患者，可在切开表面使用相同的 PTA 和（或）万古霉素凝胶/药膏。

入院即刻和之后以每周 2 次的频率对喉部和直肠细菌进行监测培养，来监测 SDD 的效果并早期发现耐药性的产生。

选择联合使用多黏菌素和妥布霉素，因为其几乎覆盖了所有异常 AGNB，包括假单胞菌属，并且它们在体外产生协同作用。多烯类药物，如两性霉素 B 或制霉菌素，可以消除真菌的过度增殖。

专家们顾虑使用 SDD 可能会导致生态紊乱。事实相反，最好的证据显示使用 SDD 总提示安全的，其产生的耐药性也是可控的[17-18]。这主要是因为控制内脏菌群的过度增殖可减少自发突变，多向增殖和耐药[1,19]。2 项大规模的荷兰 RCTs 将耐药性作为终点事件[4-5]。这 2 项 RCTs 显示接受 SDD 的患者与接受标准治疗患者相比耐药率发生显著降低。此外，与标准治疗相比，SDD 显著减少菌血症发生率和下呼吸道高度耐药 AGNB 菌落克隆[18]。最近 2 项 meta 分析探讨 SDD 对耐药性的影响[19-20]。第 1 个 meta 分析只纳入 RCTs，与对照组相比，接受 SDD 的患者耐药性发生率降低［OR = 0.56，95% CI（0.42，0.76）][19]。另一项系统综述显示与未接受干预患者相比，接受 SDD 的患者 AGNB 对多黏菌素和三代头孢菌素的耐药性降低[20]。

SDD 的肠道内抗菌药通常很难被吸收。但是重症患者可能存在肠道屏障功能障碍。因此，对患有肾衰和（或）接受肾脏替代治疗的重症患者应常规检测妥布霉素的血浆浓度。

总　结

SDD，包括肠内和肠外抗菌药，控制肠道潜在病原微生物过度增殖，减少下呼吸道和血源感染；为重症患者，包括手术患者提供生存优势。对产生耐药性而言，SDD 是一种安全干预措施。

临床总结表

药品	选择性消化道去污（SDD）
适应证	需要机械通气超过 72h 的重症患者或拟行食管、胃、肠道手术患者和拟行膀胱根治性切除尿路改道的患者，器官移植受体，其他（除外机械通气）可能引起潜在病原性微生物过度增殖的危重症疾病（如胰腺炎、烧伤、神经功能障碍）
注意事项	患有肾衰和（或）接受肾脏替代治疗的危重患者需常规测定血浆妥布霉素的血药浓度，变形杆菌属本身具有多黏菌素 E 的耐药性。在这种情况下应该检测妥布霉素的效能，如果存在妥布霉素耐药，应使用其他氨基糖苷类药物（如阿米卡星、巴龙霉素）
不良反应	SDD 的抗菌谱中不包含甲氧西林耐药性金黄色葡萄球菌（MRSA），如果有局部 MRSA，SDD 需要专门针对这一病原体，在原有 SDD 方案上加用万古霉素；耐药：目前的数据显示 SDD 不增加耐药性，若使用还可能会降低耐药性

续表

剂量	肠外抗菌药［如头孢噻肟 80～100mg/（kg·d），用药 4d］； 2% 的多黏菌素 E/妥布霉素/两性霉素 B 药膏或凝胶 0.5g 涂抹于口腔，每天 4 次； 100mg 多黏菌素 E＋80mg 妥布霉素＋500mg 两性霉素 B，肠道用药，每天 4 次； 4% 万古霉素药膏或凝胶 0.5g 用于口腔或（和）500mg 万古霉素肠道给药，每天 4 次（若存在局部 MRSA）
备注	对喉部和直肠的菌落进行监测性培养是技术的一部分，需在入院开始并以每周 2 次的频率进行以检测 SDD 的效果，并早期发现耐药性的出现； 需要采用高级别的措施来控制外源性感染。对于气管切开患者相同的 PTA 和（或）万古霉素凝胶/药膏用于切开口表面以控制外源性下呼吸道感染

参考文献

［1］Silvestri L, de la Cal MA, van Saene HKF. Selective decontamination of the digestive tract: the mechanism of action is control of gut overgrowth. Intensive Care Med, 2012, 38: 1738-1750.

［2］Silvestri L, van Saene HKF, Weir I, et al. Survival beneit of the full selective digestive decontamination regimen. J Crit Care, 2009, 24: 474e7-474e14.

［3］Price R, MacLennan G, Glen J, et al. Selective digestive or oropharyngeal decontamination and topical oropharyngeal chlorhexidine for prevention of death in general intensive care: systematic review and network meta-analysis. BMJ, 2014, 348: g2197.

［4］de Jonge E, Schultz MJ, Spanjaard L, et al. Effects of selective decontamination of digestive tract on mortality and acquisition of resistant bacteria in intensive care: a randomised controlled trial. Lancet, 2003, 362: 1011-1016.

［5］de Smet AM, Kluytmans JA, Cooper BS, et al. Decontamination of the digestive tract and oropharynx in ICU patients. N Engl J Med, 2009, 360: 20-31.

［6］Melsen WG, de Smet AMGA, Kluytmans JAJW, et al. Selective decontamination of the oral and digestive tract in surgical versus non-surgical patients in intensive care in a cluster-randomized trial. Br J Surg, 2012, 99: 232-237.

［7］Krueger WA, Lenhart F-P, Neeser G, et al. Inluence of combined intravenous and topical antibiotic prophylaxis on the incidence of infections, organ dysfunctions, and mortality in critically ill surgical patients. Am J Respir Crit Care Med, 2002, 166: 1029-1037.

［8］Roos D, Dijksman LM, Oudemans-van Straaten HM, et al. Randomized clinical trial of perioperative selective decontamination of the digestive tract versus placebo in elective gastrointestinal surgery. Br J Surg, 2011, 98: 1365-1372.

［9］Safdar N, Said A, Lucey MR. The role of selective decontamination for reducing infection in patients undergoing liver transplantation: a systematic review and meta-analysis. Liver Transpl,

2004, 10: 817 – 827.

[10] van der Voort PHJ, van Saene HKF. The role of SDD in liver transplantation: a meta-analysis// van der Voort PHJ, van Saene HKF (eds). Selective digestive tract decontamination in intensive care medicine. Springer, Milan, 2008: 165 – 172.

[11] Nathens AB, Marshall JC. Selective decontamination of the digestive tract in surgical patients: a systematic review of the evidence. Arch Surg, 1999, 134: 170 – 176.

[12] D'Amico R, Pifferi S, Leonetti C, et al. Effectiveness of antibiotic prophylaxis in critically ill adult patients: systematic review of randomised controlled trials. BMJ, 1998, 316: 1275 – 1285.

[13] Landoni G, Rodseth RN, Santini F, et al. Randomized evidence for reduction of perioperative mortality. J Cardiothoracic Vasc Anesth, 2012, 26: 764 – 772.

[14] Landoni G, Augoustides JG, Guarracino F, et al. Mortality reduction in cardiac anesthesia and intensive care: results of the first International Consensus Conference. HSR Proc Intensive Care Cardiovasc Anesth, 2011, 3: 9 – 19.

[15] Landoni G, Pisano A, Lomivorotov V, et al. Randomized evidence for reduction of perioperative mortality: an updated consensus process. J Cardiothorac Vasc Anesth, 2016, 10. 1053/j. jvca.

[16] Dellinger RP, Levy MM, Rhodes A, et al. Surviving sepsis campaign: international guidelines for management of severe sepsis and septic shock: 2012. Crit Care Med, 2013, 41: 580 – 637.

[17] Silvestri L, van Saene HKF. Selective decontamination of the digestive tract does not increase resistance in critically ill patients: evidence from randomized controlled trials. Crit Care Med, 2006, 34: 2027 – 2030.

[18] Oostdijk EA, de Smet AM, Kesecioglu J, et al. Decontamination of cephalosporin-resistant Enterobacteriaceae during selective digestive tract decontamination in intensive care units. J Antimicrob Chemother, 2012, 67: 2250 – 2253.

[19] Taylor N, Cortes-Puch I, Silvestri L, et al. Antimicrobial resistance//van Saene, HKF, Silvestri L, et al. Infection control in the intensive care unit, 3rd edn. Springer, Milan, 2012: 451 – 468.

[20] Daneman N, Sarwar S, Fowler RA, et al. Effect of selective decontamination on antimicrobial resistance in intensive care units: a systematic review and meta-analysis. Lancet Infect Dis, 2013, 13: 328 – 341.

[21] Oudemans-van Straaten HM, Endeman H, Bosman RJ, et al. Presence of tobramycin in blood and urine during selective decontamination of the digestive tract in critically ill patients, a prospective cohort study. Crit Care, 2011, 15: R240.

（李 莜 译，雷 翀 审）

第 12 章

胰岛素在降低围手术期死亡率中的作用

Łukasz J. Krzych, *Maciej T. Wybraniec*

12.1　总体原则

　　高糖血症是住院患者中常被诊断的一种代谢异常，可能与已经诊断的糖尿病、既往未被诊断的糖尿病，或现存慢性疾病的急性加重有关[1-2]。应激性高糖血症还可能由类固醇、正性肌力药、免疫抑制剂以及肠外或肠内营养支持等用药引起[1-2]。术前血糖失衡与围手术期血糖升高都与预后不良直接相关[1-4]，包括死亡率升高、心血管事件无关的生存率降低，资源消耗增多及生活质量下降。高血糖明显影响院内并发症，包括感染、肾衰竭风险增高、机械通气时间延长及需要输血的贫血增加，结果导致住院时间延长[1-4]。

　　在 2 次共识会议中讨论了围手术期血糖控制和死亡率的关系：第 1 次共识会议包括了来自 65 个国家的 340 名医生，涵盖了心脏手术和重症监护中影响死亡率的干预措施[5]，而第 2 次共识会议包含了来自 77 个国家的 1000 多名医生——探索了降低围手术期死亡率所有外科手段[6-7]。

12.2　主要证据

　　Van denBerghe 等于 2011 年发表了第 1 项纳入重症外科患者的随机研究[8]，该研究显示强化胰岛素治疗（ⅡT）（即将血糖控制在 80 ~ 110mg/dL 水平）与常规治疗（即血糖 180 ~ 220mg/dL）相比能更有效地能降低短期死亡率 [RR = 0.58，95% CI（0.38，0.78）；$P = 0.01$]。2006 年，Van denBerghe 等[9] 发表了第 2 项针对内科 ICU 患者随机研究结果。发现ⅡT 对于死亡率没有影响，但在

Ł. J. Krzych, MD, PhD (✉)
Department of Anaesthesiology and Intensive Care, School of Medicine in Katowice,
Medical University of Silesia, Katowice, Poland
e-mail：l. krzych@ wp. pl

M. T. Wybraniec, MD
1st Department of Cardiology, University Hospital No. 7, Upper Silesia Medical Centre,
Medical University of Silesia, Katowice, Poland
e-mail：maciejwybraniec@ gmail. com

© Springer International Publishing AG 2017
G. Landoni et al. (eds.), Reducing Mortality in the Perioperative Period,
DOI 10.1007/978 - 3 - 319 - 46696 - 5_12

亚组分析 ICU 停留时间超过 2d 的患者（n = 386 例），发现 ⅡT 能在一定程度上降低死亡率（53% 降低至 43%，P = 0.009）。

此后，在外科或内科 ICU 患者中进行的设计良好的研究没能进一步验证上述观察结果。2008 年 JAMA 上发表的一项 meta 分析，涵盖了 29 项随机对照试验，发现严格控制血糖和常规控制血糖对内科和外科 ICU 患者短期死亡率并没有差异，在对血糖控制目标和不同 ICU 进行分层后仍然没有差异[10]。另一项包括 ICU 或非 ICU 住院患者 21 项研究的 meta 分析显示，ⅡT 对短期或中期死亡率没有益处[11]。最后，在一项对糖尿病患者围手术期预后的研究中，Sathya 等的 meta 分析发现与自由血糖控制（>200mg/dL）相比，中度血糖控制（150～200mg/dL）降低术后死亡率 [OR = 0.48；95% CI（0.24，0.76，P = 0.004）] 和脑卒中发生率 [OR = 0.61，95% CI（0.38，0.98），P = 0.04]，但房颤 [OR = 0.54；95% CI（0.17，1.76），P = 0.31] 或伤口感染 [OR = 0.25；95% CI（0.01，5.20），P = 0.04] 发生率没有差异[12]。此外，围手术期中度和严格血糖控制（100～150mg/dL）的术后预后没有显著差异[12]。

连续的多中心 NICE-SUGAR 研究，作为最大的研究纳入了上述分析（包括 2232 例外科手术患者），甚至发现更加严格的血糖控制（80～108mg/dL）与将血糖控制在 <180mg/dL 的患者相比，死亡率增高 [RR = 1.14，95% CI（1.02，1.28）；P = 0.02][13]。析因分析与该结果相符，发现中度（血糖 41～70mg/dL）和严重低血糖（≤40mg/dL）与死亡风险增高有关 [校正 HR = 1.41；95% CI（1.21，1.62），P < 0.001 和校正 HR 2.10；95% CI（1.59，2.77），P < 0.001][14]。此外 2 项随机试验由于严重低血糖和严重不良事件发生率过高等安全问题而提前终止。在包含了内科和外科 ICU 患者的 GLUCONTROL 试验中，低血糖发生率升高与死亡率增加相关（严格血糖控制组低血糖发生率 8.7%，死亡率 17.2%；自由血糖控制组低血糖发生率 2.7%，死亡率 15.3%；P < 0.001）[15]。

此外还有关于神经内、外科重症患者的证据，一篇包含 9 项研究的 meta 分析发现严格血糖控制与死亡率没有明显相关性[16]，但 ⅡT 组患者发生低血糖的风险是另一组的 8 倍。

Haga 等[17]在一项纳入 7 项心脏手术随机试验的 meta 分析发现，与自由控制血糖相比，将血糖控制在 180mg/dL 以下降低早期死亡率 [OR = 0.52，95% CI（0.3，0.91）；P < 0.02]。最近，Hua 等于 2012 年发表了[18]与前述结果相矛盾的结果，发现强化的胰岛素疗法（比 Haga 研究中更强）与预后没有明显关系。一项纳入 4658 例围手术期高血糖心脏手术患者的研究显示中度血糖控制（127～179mg/dL）优于严格（≤126mg/dL）或自由（≥180mg/dL）血糖控

制[19]，短期死亡率分别为 2%、2.9% 和 3.4%（$P = 0.02$）。2015 年，Umpier-rez 等研究显示接受强化（血糖 100 ~ 140mg/dL）或保守治疗（140 ~ 180mg/dL）的心脏手术患者复合并发症的发生率没有明显区别（42% vs 52%，$P = 0.08$）。接受强化或保守治疗的糖尿病患者并发症发生率也没有差异（49% vs 48%，$P = 0.87$），但没有糖尿病患者接受强化治疗后并发症发生率显著降低（34% vs 55%，$P = 0.008$）[20]。

还有值得注意的是，基本上所有大队列国际试验（包括 NICE-SUGAR 和 2 项 Van der Berghe 试验），ⅡT 对于死亡率的影响在糖尿病患者都低于非糖尿病患者[21]。血糖中位数或平均数增加与死亡率的相关性在非糖尿病的 ICU 患者强于糖尿病 ICU 患者[21]。

12.3　药理特性

人胰岛素是由胰腺朗格汉斯胰岛 β 细胞分泌的多肽，含有 2 个链，由 21 个氨基酸组成的 A 链和 30 个氨基酸组成的 B 链，被 2 个二硫键连接[22]。血糖升高时，ATP 依赖的 K^+ 通道关闭，引起胰岛素释放。胰岛素的翻译首先引起前胰岛素原合成，然后在胞质内质网被裂解为胰岛素原，并进一步在高尔基体通过去除生长调节素样 C 肽溶解为胰岛素[23]。受到分泌刺激后，胰岛素与 C 肽均被释放，因此后者的浓度即可反映循环中内源性胰岛素含量。

胰岛素通过结合于胞膜上胰岛素受体 α 亚基的胞外段，激活细胞内激酶区域发挥作用[24]。这一部分胰岛素受体通过激酶通路进一步激发信号转导，最终引起主要存在于脂肪和肌肉组织的 GLUT-4 葡萄糖转运体相关的外周血糖摄取，促进糖酵解、肝糖原生成（糖原合成）和同时抑制糖质新生、糖原分解、脂质分解及蛋白裂解。这一系列变化引起血糖浓度迅速下降。

12.4　治疗性应用

在手术室，血糖水平应通过持续静脉输注普通人胰岛素，或在部分病例使用快速起效胰岛素类似物进行控制。但这一原则并不适用于非重症患者的门诊短小手术操作，对这类患者可通过反复皮下注射来达到血糖控制目标，优选快速起效的胰岛素类似物[25-26]。由于皮下注射胰岛素的累积风险，峰效应过去之后才能追加药物[27]。

术前血糖控制的目标是，空腹血糖 100 ~ 120mg/dL，餐后 2h 血糖 140 ~ 160mg/dL。在餐后血糖 > 200mg/dL 和糖化血红蛋白 HbA1c > 9.0% 的患者，应推迟手术，优化血糖控制，除非是限期或急诊手术。

12.4.1 胰岛素制剂

大部分胰岛素配方为100U/mL的胰岛素，但也有40U/mL和500U/mL的制剂。静脉内注射时，重组人胰岛素（或快速起效类似物）应用0.9%氯化钠稀释至0.05~1.0IU/mL使用。

12.4.2 药代动力学

静脉注射的胰岛素平均消除半衰期小于10min，但作用半衰期约为40min。其主要经肝脏和肾脏代谢（表12.1）。

表12.1　各类胰岛素制剂的药代动力学

给药途径	胰岛素	起效时间	峰值时间	持续时间
皮下	普通人胰岛素	30~60min	2~3h	4~6h
皮下	短效胰岛素类似物（门冬胰岛素、赖脯胰岛素、赖谷胰岛素）	15min	30~90min	3~4h
皮下	低精蛋白胰岛素（NPH）	1~4h	6~10h	10~16h
皮下	地特胰岛素	1~4h	6~14h后出现小的峰值	12~20h
皮下	甘精胰岛素	1~4h	无峰值	24h
皮下	德谷胰岛素	30~90min	无峰值	40h
吸入	短效吸入胰岛素	15min	30~90min	4~6h
静脉	普通人胰岛素或短效胰岛素类似物	<10min	清除半衰期40min	

12.4.3 围手术期治疗、给药途径和剂量

在手术之前，Ⅰ型糖尿病患者应遵循常规治疗方案，Ⅱ型糖尿病患者应桥接至强化胰岛素治疗（饮食调控结合二甲双胍治疗控制良好患者，以及接受拔牙、脓肿切开、末端截肢、白内障等小手术操作患者除外）。口服降糖药（oral hypoglycaemic agents，OHA）应在术前48h停用。胰岛素的每日给药量（total daily intake，TDI）应为0.3~0.7IU/kg。长效胰岛素应该达到每日剂量的40%~50%（中效胰岛素NPH于每日早上8点和晚上10点注射2次，或在睡眠前单次注射长效类似物）。推荐每日于餐前按照50%-30%-20%的比例给予3次短效胰岛素，占TDI的50%~60%[25]。

美国临床内分泌学家协会和美国糖尿病协会2009年专家共识建议，在重症监护治疗中，目标血糖水平应≤180mg/dL（10mmol/L），血糖应维持在140~180mg/dL（7.8~10mmol/L）的范围。对于手术患者，建议餐前血糖浓度<

140mg/dL（7.8mmol/L），随机血糖浓度 < 180mg/dL（10mmol/L）[25]。门诊麻醉学会共识声明主张维持术中血糖水平在 100～180mg/dL（5.5～10mmol/L）[28]。美国内科医师学院 2014 年更新的关于住院患者高血糖治疗推荐指南，对于使用胰岛素治疗的内科或外科 ICU 患者，其目标血糖水平为 140～200mg/dL（7.8～11.1mmol/L）。因为危害风险随目标血糖降低而增加，所以临床医生应避免设定目标血糖低于 140mg/dL（< 7.8mmol/L）。此外，强烈建议不论患者是否有糖尿病，都不使用强化胰岛素治疗将血糖控制在正常水平[29]。胸外科医师学会 2009 年关于心脏手术血糖管理指南推荐维持血糖应低于 180mg/dL（10mmol/L）[30]。对于 ICU 住院超过 3d，需要主动脉球囊反搏/正性肌力药物/左心室辅助装置支持，或者接受抗心律失常药物或正在透析/连续静脉 - 静脉血液滤过患者，推荐血糖水平 ≤150mg/dL（8.3mmol/L）[30]。

Wilson 等[31]回顾和描述了 12 种不同的胰岛素输注方案，发现在初始剂量、滴定剂量、推注剂量的应用及胰岛素剂量调整的计算方面存在显著差异。但在临床中，存在 2 种主要的、公认的术中血糖控制计算方法。第一种算法基于静脉泵持续输注溶解于 50mL 0.9% 氯化钠溶液的 50IU 胰岛素，另外单独输注 10% 葡萄糖。在该方案中，每 0.3IU 胰岛素使用 1g 外源性葡萄糖。根据实际血糖水平调整两者的输注速率（表 12.2）。第二个方案是单独滴注含有 8～16IU 胰岛素和 20～40mmol 氯化钾的 5%～10% 葡萄糖 500mL，输注速度 80mL/h。在肥胖、心胸外科手术、伴随感染、低体温或初始葡萄糖浓度 >180mg/dL 的患者，溶液中胰岛素的含量应增加（>20IU）。反之，低体脂指数和之 OHA 治疗的患者，胰岛素含量应 <12IU。当血糖超过 180mg/dL 时，每升高 30mg/dL，胰岛素用量应增加 2IU；当血糖水平降至 100mg/dL 时，胰岛素用量减少 4IU。

表 12.2　根据血糖水平调整胰岛素和葡萄糖输注速率

血糖（mg/dL）	10% 葡萄糖输注速率（mL/h）	胰岛素输注速率（IU/h）
< 100	100	15～30min 终止输注
100～140	100	3～4
140～180	80	3～4
180～250	80	4～6
250～300	停止输注，直到血糖低于 180mg/dL	4～6

在静脉输注胰岛素时，应每过 1h 使用床边或附近的监测设备测量血糖水平。值得注意的是，在低血糖时，床旁即时检测仍存争议，因为该测量可能高

估血糖水平[32]。因此，应该提高低血糖的预警值（如 <70mg/dL），以便触发早期葡萄糖补充，给予充分的时间预防症状性低血糖，通常发生在血糖为 45～55mg/dL 时[33]。

12.4.4 不良反应和毒性

胰岛素促进钾离子移向细胞内，可能导致低钾血症。而围手术期静脉给予胰岛素起效迅速，必须严格监测血糖和血钾水平。

过量的胰岛素可引起症状性低血糖（血糖水平 <45～55mg/dL），表现为出汗、心动过速、瞳孔散大、面色苍白、虚弱、恶心、恍惚、攻击性行为、癫痫发作、意识丧失、抽搐、脑损伤和死亡。然而，除了心动过速和大量出汗，在全身麻醉时其余症状是无法显现的，因此有必要每小时监测血糖。

胰岛素治疗的其他不良反应包括过敏反应、脂肪代谢障碍和体重增加。

总 结

临床总结表

药物	静脉输注胰岛素 （普通人胰岛素或者短效胰岛素类似物）
适应证	围手术期 1/2 型糖尿病患者和术中高血糖既往无糖尿病病史患者的围手术期高血糖治疗
注意事项	极高的低血糖和低血钾风险 应在术前和治疗开始后每 1h 测量血糖 治疗前后均应确定（K$^+$）水平
不良反应	低糖血症、低钾血症、过敏反应、体重增加、脂肪代谢障碍
剂量	初始胰岛素、输注、0.5～1IU/h，后依据血糖水平每次升高或者降低 0.3IU/h
备注	术中目标血糖为 140～180mg/dL 2 型糖尿病患者门诊小手术可以不静脉输注胰岛素 对于饮食调控或者口服药物血糖控制良好 2 型糖尿病患者，静脉输注胰岛素不是必须的

参考文献

[1] Pichardo-Lowden A, Gabbay RA. Management of hyperglycemia during the perioperative period. Curr Diab Rep, 2012, 12：108 - 118.

［2］ Wang CC, Reusch JE. Diabetes and cardiovascular disease: changing the focus from glycemic control to improving long-term survival. Am J Cardiol, 2012, 110: 58B – 68B.

［3］ Kwon S, Thompson R, Dellinger P, et al. Importance of perioperative glycemic control in general surgery: a report from the surgical care and outcomes assessment program. Ann Surg, 2013, 257: 8 – 14.

［4］ Sato H, Carvalho G, Sato T, et al. The association of preoperative glycemic control, intraoperative insulin sensitivity, and outcomes after cardiac surgery. J Clin Endocrinol Metab, 2010, 95: 4338 – 4344.

［5］ Landoni G, Augoustides JG, Guarracino F, et al. Mortality reduction in cardiac anesthesia and intensive care: results of the first International Consensus Conference. HSR Proc Intensiv Care Cardiovasc Anesth, 2011, 3: 9 – 19.

［6］ Landoni G, Rodseth RN, Santini F, et al. Randomized evidence for reduction of perioperative mortality. J Cardiothorac Vasc Anesth, 2012, 26: 764 – 772.

［7］ Landoni G, Pisano A, Lomivorotov V, et al. Randomized evidence for reduction of perioperative mortality: an updated consensus process. J Cardiothorac Vasc Anesth, 2012, doi: 10.1053/ j. jvca.

［8］ Van den Berghe G, Wouters P, Weekers F, et al. Intensive insulin therapy in critically ill patients. N Engl J Med, 2001, 345: 1359 – 1367.

［9］ Van den Berghe G, Wilmer A, Hermans G, et al. Intensive insulin therapy in the medical ICU. N Engl J Med, 2006, 354: 449 – 461.

［10］ Wiener RS, Wiener DC, Larson RJ. Beneits and risks of tight glucose control in critically ill adults: a meta-analysis. JAMA, 2008, 300: 933 – 944.

［11］ Kansagara D, Fu R, Freeman M, et al. Intensive insulin therapy in hospitalized patients: a systematic review. Ann Intern Med, 2011, 154: 268 – 282.

［12］ Sathya B, Davis R, Taveira T, et al. Intensity of perioperative glycemic control and postoperative outcomes in patients with diabetes: a meta-analysis. Diabetes Res Clin Pract, 2013, 102: 8 – 15.

［13］ NICE-SUGAR Study Investigators. Intensive versus conventional glucose control in critically ill patients. N Engl J Med, 2009, 360: 1283 – 1297.

［14］ NICE-SUGAR Study Investigators, Finfer S, Liu B, et al. Hypoglycemia and risk of death in critically ill patients. N Engl J Med, 2012, 20: 1108 – 1118.

［15］ Brunkhorst FM, Engel C, Bloos F, et al. Intensive insulin therapy and pentastarch resuscitation in severe sepsis. N Engl J Med, 2008, 358: 125 – 139.

［16］ Ooi YC, Dagi TF, Maltenfort M, et al. Tight glycemic control reduces infection and improves neurological outcome in critically ill neurosurgical and neurological patients. Neurosurgery, 2012, 71: 692 – 702.

[17] Haga KK, McClymont KL, Clarke S, et al. The effect of tight glycaemic control, during and after cardiac surgery, on patient mortality and morbidity: a systematic review and meta-analysis. J Cardiothorac Surg, 2011, 6: 3.

[18] Hua J, Chen G, Li H, et al. Intensive intraoperative insulin therapy versus conventional insulin therapy during cardiac surgery: a meta-analysis. J Cardiothorac Vasc Anesth, 2012, 26: 829 - 834.

[19] Bhamidipati CM, LaPar DJ, Stukenborg GJ, et al. Superiority of moderate control of hyperglycemia to tight control in patients undergoing coronary artery bypass grafting. J Thorac Cardiovasc Surg, 2011, 141: 543 - 551.

[20] Umpierrez G, Cardona S, Pasquel F, et al. Randomized controlled trial of intensive versus conservative glucose control in patients undergoing coronary artery bypass graft surgery: GLUCO-CABG trial. Diabetes Care, 2015, 38: 1665 - 1672.

[21] Krinsley JS, Meyfroidt G, van den Berghe G, et al. The impact of premorbid diabetic status on the relationship between the three domains of glycemic control and mortality in critically ill patients. Curr Opin Clin Nutr Metab Care, 2012, 15: 151 - 160.

[22] Brange J, Langkjoer L. Insulin structure and stability. Pharm Biotechnol, 1993, 5: 315 - 350.

[23] Welsh M, Scherberg N, Gilmore R, et al. Translational control of insulin biosynthesis. Evidence for regulation of elongation, initiation and signal-recognition-particle-mediated translational arrest by glucose. Biochem J, 1986, 235: 459 - 467.

[24] Wilden PA, Kahn CR, Siddle K, et al. Insulin receptor kinase domain autophosphorylation regulates receptor enzymatic function. J Biol Chem, 1992, 267: 16660.

[25] Moghissi ES, Korytkowski MT, DiNardo M, et al. American Association of Clinical Endocrinologists; American Diabetes Association. American Association of Clinical Endocrinologists and American Diabetes Association consensus statement on inpatient glycemic control. Diabetes Care, 2009, 32: 1119 - 1131.

[26] Ahmed Z, Lockhart CH, Weiner M. Advances in diabetic management: implications for anesthesia. Anesth Analg, 2005, 100: 666 - 669.

[27] Mazer M, Chen E. Is subcutaneous administration of rapid-acting insulin as effective as intravenous insulin for treating diabetic ketoacidosis. Ann Emerg Med, 2009, 53: 259 - 263.

[28] Joshi GP, Chung F, Vann MA, et al. Society for Ambulatory Anesthesia. Society for Ambulatory Anesthesia consensus statement on perioperative blood glucose management in diabetic patients undergoing ambulatory surgery. Anesth Analg, 2010, 111: 1378 - 1387.

[29] Qaseem A, Chou R, Humphrey LL, et al. Inpatient glycemic control: best practice advice from the Clinical Guidelines Committee of the American College of Physicians. Am J Med Qual, 2014, 29: 95 - 98.

[30] Lazar HL, McDonnell M, Chipkin SR, et al. The Society of Thoracic Surgeons Practice Guide-

line Series: blood glucose management during adult cardiac surgery. Ann Thorac Surg, 2009, 87: 663 – 669.

[31] Wilson M, Weinreb J, Hoo GW. Intensive insulin therapy in critical care: a review of 12 protocols. Diabetes Care, 2007, 30: 1005 – 1011.

[32] Kanji S, Bufie J, Hutton B, et al. Reliability of point-of care testing for glucose measurement in critically ill adults. Crit Care Med, 2005, 33: 2778 – 2785.

[33] Cryer PE, Axelrod L, Grossman AB, et al. Endocrine Society. Evaluation and management of adult hypoglycemic disorders: an Endocrine Society Clinical Practice Guideline. J Clin Endocrinol Metab, 2009, 94: 709 – 728.

（邓　姣　马永圆　译，雷　翀　审）

第 13 章
抑肽酶： 药理有效性和安全性

Andrea Székely, Daniel Lex, Béla Merkely

13.1 总体原则

心脏手术中，围手术期输血有引发并发症的风险并会增加医疗资源的使用。抗纤溶药物，尤其是抑肽酶，可以有效减少出血和输血需求。2008 年，产商从市场上撤回了抑肽酶，因为"使用抗纤溶药物进行血液保护的随机试验"（Blood conservation using Antifibrinolytics in a Randomized Trial，BART）提前终止，该试验显示使用抑肽酶会增加死亡率[1]。2011 年 6 月 8 日在米兰召开的共识会议将抑肽酶确定为增加心脏术后死亡率的药物[2-3]。最近，对 BART 试验的数据进行了重新分析，欧洲药局和加拿大健康协会建议撤销对含抑肽酶药物的禁令[4-5]。本章的目的是描述抑肽酶的药代动力学和药效动力学特点，并讨论与死亡率相关的文献证据。

13.2 药理特性

抑肽酶是从牛肺中提取的一种蛋白酶抑制剂，可以与蛋白酶抑制剂形成一种稳定的复合物阻断酶的活化部位。其结合是可逆的。通过这一广谱的蛋白酶抑制作用（如激肽释放酶、血纤维蛋白溶酶），抑肽酶可以减轻与体外循环相关的全身炎症反应强度、减少纤维溶解和凝血酶形成[6]。

A. Székely, MD, PhD, DEAA (✉)
Semmelweis University, Department of Anesthesiology and Intensive Therapy,
Budapest, Hungary, 1125, Kútvölgyi út 4
e-mail: andi_szekely@yahoo.com

D. Lex, MD
Military Hospital, Department of Anesthesiology and Intensive Therapy,
Hungary, 1134 Budapest, Róbert Károly krt. 44.
e-mail: lexdani@gmail.com

B. Merkely, MD, PhD, DSC
Semmelweis University, Heart Center, Hungary, 1122 Budapest, Gaál József utca 9
e-mail: titkarsag@kardio.sote.hu

© Springer International Publishing AG 2017
G. Landoni et al. (eds.), Reducing Mortality in the Perioperative Period,
DOI 10.1007/978 – 3 – 319 – 46696 – 5_13

静脉注射后，抑肽酶在细胞外间隙迅速分布，其血浆半衰期为 0.3 ~ 0.7h，消除相是 5 ~ 10h。抑肽酶与血浆蛋白结合（约 80%）并肾内积聚。人体研究中发现心脏手术后肌酐水平更高，尤其是在给予大剂量抑肽酶后[7]。抑肽酶的肾脏毒性效应部分是由于肾小管蛋白酶分泌、肾素合成以及缓激肽释放受抑制所致[8]。抑肽酶不能通过血脑屏障，它通过肾溶酶体活动代谢为更短链的氨基酸。

13.3 治疗性应用

在麻醉诱导后、胸骨切开前通过中心静脉给予 10 000KIU（kallikrein inhibitor unit，血管舒缓素抑制剂单位）负荷剂量的抑肽酶。应在体外循环预冲液中加入 100 万 ~ 200 万 KIU 抑肽酶。应进行充分的混合和稀释以避免抑肽酶与肝素发生生理不相容。建议在手术结束前以 250 000 ~ 500 000KIU/h 的速度持续泵入抑肽酶。根据抑肽酶最新的说明，在老年患者或肾功能不全的患者中无须调整剂量。其安全性和有效性在儿科患者中尚未确定[9]。

对抑肽酶高度敏感是其使用禁忌证。抑肽酶特异性 IgG 检查阳性患者发生过敏反应风险增加。在最近暴露前接受抑肽酶的患者过敏反应风险更大，尤其是在 12 个月内再次暴露的患者。除过敏和中毒反应外，还应强调抑肽酶的肾脏毒性效应，观察性研究显示使用抑肽酶后肌酐增加（在基线水平上上升 > 0.5mg/dL）[10]。在大多数病例中，肾功能不全并不严重并且是可逆的。但对之前存在肾功能不全病史、有肾脏风险因素、涉及胸主动脉手术需要体外循环和深低温停循环患者需要特别小心。在体外循环时，应通过固定剂量的肝素或检测肝素水平来检测抗凝水平。应使用硅藻土 ACT（活化凝血时间）测试管。

13.4 主要证据

2006 年，2 项倾向评分校正分析报道了抑肽酶对肾功能的不良效应和肾脏替代治疗的高发率[11-12]。出于这类安全性的考虑，加拿大卫生研究所和安大略湖卫生部支持了 BART 研究，纳入高风险心脏手术患者，随机接受抑肽酶、氨基己酸或氨甲环酸[1]。研究终点包含出血、再次手术、院内死亡率、30d 死亡率、严重临床不良事件，如心肌梗死、脑卒中、肾衰、呼吸衰竭以及心源性休克。这项试验因为发现抑肽酶组死亡率有增高的趋势而提前终止；这一发现是将抑肽酶与氨基己酸进行比较，30d 全因死亡率的相对风险在大出血的患者是 2.82 [95% CI（1.37，5.83）]，没有大出血的患者是 1.20 [95% CI（0.69，

2.08）；$P = 0.04$，Breslow-Day 同质性检验]。BART 试验有一些方法学上的缺陷，包括纳入患者存在异质性（再次手术、主动脉根部和先天性心脏病手术）、缺少根据手术种类、心脏手术风险、参与中心的适当分层，使用的统计分析方法的具体细节不明确[13]。2012 年，数据被重新分析，欧洲药品管理局人类药物产品委员会（European Medicines Agency's Committee for Medicinal Products for Human Use，CHMP）得出结论：在有大出血高风险的体外循环患者中，抑肽酶防止出血的获益超过了其风险[4]。在过去的 4 年里，发表了一些 meta 分析[13-15]。综述 Cochrane 数据库中的 252 项随机对照试验（RCTs）[15]，发现抑肽酶与安慰剂对照相比，死亡率并无差异。同样地，将抑肽酶与氨甲环酸或 ε - 氨基己酸对比时，死亡率也没有显著差异。如果将 BART 研究的结果纳入分析，死亡风险更高。在这项研究中，与赖氨酸类似物抗纤溶药物相比，使用抑肽酶患者死亡风险更高［$RR = 1.22$，95% CI（1.08，1.39）］。

另一方面，流行病学和大样本的观察研究后续报道了与抑肽酶相关的死亡率显著增加[15]。这些流行病学和观察性研究样本量相对较大，并且纳入了高风险患者。由 Hutton 等进行的 meta 分析试图同时分析随机对照试验和观察性研究[15]。分析中纳入观察性研究显示与氨甲环酸或氨基己酸相比，死亡风险增加，但是与安慰剂相比，此结论不成立（表 13.1、13.2）。同一 RCTs 的 meta分析中，肾功能不全的发生率无差异，然而纳入观察性研究发现抑肽酶治疗与安慰剂或其他抗纤溶药物相比，肾功能不全发生风险更高。

Meta 分析和大部分试验发现与安慰剂或其他抗纤溶药物相比，抑肽酶对减少出血更有效[13-15]。

此外，有 2 项混杂因素的作用不能被排除：体外循环的时间和输血（医疗机构的政策、血液制品种类等）。发现这些因素与心脏手术术后死亡率独立相关。因此，这些因素是导致研究间的异质性和比较差异的重要原因。

在过去的 3 年里，BART 的研究者发表了一篇重要论文，对加拿大卫生部的提出的结论和顾虑进行了讨论和反思[16]。另一项单中心病例对照研究显示撤回抑肽酶后，在高风险心脏外科手术患者中校正死亡风险增加[17]。2012 年 1月，北欧集团收购了除美国外全世界范围的抑肽酶。在过去的 5 年里，关于抑肽酶的文章逐步减少，对临床试验的期望已经加强（设计、实施、对照、报道），让我们在不久的将来有可能为这个问题找到一个强有力的基于证据的最终结论。

表 13.1　抑肽酶相关研究的 meta 分析——死亡率

meta 分析	发表年份	患者数量	研究数量	OR（95% CI）抑肽酶 vs 氨甲环酸	OR（95% CI）抑肽酶 vs 氨基己酸	OR（95% CI）抑肽酶 vs 安慰剂
Howell[13] a,b,c	2013	15 528	88	0.73（0.45，1.12）	0.88（0.50，2.13）	1.11（0.75，1.53）
Hutton[15] a,c	2012	14 773	82	0.64（0.41，0.99）	0.79（0.47，1.55）	0.99（0.72，1.36）
Hutton[15] a,b,c	2012	41 350	93	0.71（0.50，0.98）	0.60（0.43，0.87）	0.91（0.71，1.16）
Henry[14] a,d	2011	17 136	85	1.35（0.94，1.93）	1.51（0.99，2.30）	0.81（0.63，1.06）

OR（odds ratio）：比值比；CI（confidence interval）：可信区间

a：BART 研究包含在 meta 分析中

b：观察性研究包含在 meta 分析中

c：OR <1，第二种治疗更优

d：OR >1，第二种治疗更优

表 13.2　抑肽酶相关研究的 meta 分析 – 死亡率 – 患者数量

meta 分析	患者数量	研究数量	患者/死亡数量（%）				RR 95% CI
			抑肽酶	TXA	EACA	对照	
Howell[13]a,b,c	15 528	88	6284/177（2.81%）	3048/62（2.03%）	1309/44（3.36%）	4887/110（2.25%）	NS
Henry[14]d	–	–	–	–	–	–	–
（Cochrane）：							
A vs 对照	8876	63	4889/116（2.37%）	–	–	3987/104（2.6%）	0.81（0.63，1.06）
TXA vs 对照	2917	30	–	1478/15（1.01%）	–	1439/28（1.94%）	0.60（0.33，1.10）
EACA vs 对照	922	8	–	–	504/10（1.98%）	484/8（1.65%）	1.07（0.44，2.57）
A vs TXA^a	4130	17	2060/67（3.25%）	2070/51（2.46%）	–	–	1.35（0.94，1.93）
A vs EACAA^a	1891	5	949/52（5.47%）	–	942/34（3.6%）	–	1.51（0.99，2.30）
TXA vs EACA^a	1958	5	–	980/33（3.36%）	978/37（3.78%）	–	0.93（0.59，1.47）
A vs TXA vs EACA^a	5127	19	2115/71（3.35%）	3012/85（2.82%）	–	–	1.39（1.02，1.89）

只纳入了报道死亡率的试验

TXA（tranexamic acid）：氨甲环酸；EACA（epsilon-aminocaproic acid）：ε-氨基己酸；RR（risk ratio）：风险比；CI（confidence interval）：可信区间

a：BART 研究包含在 meta 分析中

b：观察性研究包含在 meta 分析中

c：OR <1 第二种治疗更优

d：OR >1 第二种治疗更优

总　结

总之，抑肽酶可以减少出血、减少输血需求、减少由于出血所致的二次手术。随机对照试验的 meta 分析提示与安慰剂、氨甲环酸或 ε - 氨基己酸对比，抑肽酶不增加死亡风险。然而，将观察性研究纳入 meta 分析中，对抑肽酶安全性仍有顾虑。

临床总结表

药物	抑肽酶 100mL（小瓶），10 000KIU/mL = 1.4mg/mL
适应证	治疗体外循环下开胸心脏手术术中或术后有大出血的高风险患者
注意事项	抑肽酶与肝素或其他溶液不相容。建议使用固定剂量肝素或滴定肝素；需要使用硅藻土 ACT 管
不良反应	过敏或中毒反应 肾功能不全患者需谨慎使用 体外循环管路预充剂量，200mL
剂量	初始剂量（试验剂量），1mL 负荷剂量，200mL 持续输注剂量，50mL/h

参考文献

［1］Fergusson DA, Hebert PC, Mazer CD, et al. A comparison of aprotinin and lysine analogues in high-risk cardiac surgery. N Engl J Med, 2008, 358：2319 – 2331.

［2］Landoni G, Rodseth RN, Santini F, et al. Randomized evidence for reduction of perioperative mortality. J Cardiothorac Vasc Anesth, 2012, 26：764 – 772.

［3］Landoni G, Pisano A, Lomivorotov V, et al. Randomized evidence for reduction of perioperative mortality：an updated consensus process. J Cardiothorac Vasc Anesth, 2016, pii：S1053 – 0770 （16）30281 – 6. doi：10. 1053/j. jvca.

［4］European Medicines Agency ［Internet］. London：The Agency；c1995 – c2012 ［updated 2012 Feb 17；cited 2012 May 2］. European Medicines Agency recommends lifting suspension of aprotinin. Available from：European Medicines Agency recommends lifting suspension of aprotinin. Available from http：//www. ema. europa. eu/ema/index. jsp? curl = pages/news_ and_ events/news/2012/02/news_ detail_ 001447. jsp&mid = WC0b01ac058004d5c1.

[5] Health Canada [Internet]. Ottawa: Health Canada; c2012 Health Canada's Response to the Final Report of Expert Advisory Panel on Trasylol? (aprotinin). Available from http: //hc-sc. gc. ca/dhp-mps/medeff/res/hc-sc_ res-rep-trasylol-eng. php.

[6] Levy JH, Bailey JM, SalmenperäM. Pharmacokinetics of aprotinin in preoperative cardiac surgical patients. Anesthesiology, 1994, 80: 1013 – 1018.

[7] Lemmer JH Jr, Stanford W, Bonney SL. Aprotinin for coronary artery bypass grafting: effect on postoperative renal function. Ann Thorac Surg, 1995, 59: 132 – 1366.

[8] Seto S, Kher V, Scicli AG. The effect of aprotinin (a serine protease inhibitor) on renal function and renin release. Hypertension, 1983, 5: 893 – 899.

[9] Bayer New Zeeland Limited: Datasheet Trasylol-aprotinin, Available from http: //www. medsafe. govt. nz/profs/datasheet/t/Trasylolinj. pdf. Updated 2012 January 12, assessed Jan 2013.

[10] Gagne JJ, Griesdale DE, Schneeweiss S. Aprotinin and the risk of death and renal dysfunction in patients undergoing cardiac surgery: a meta-analysis of epidemiologic studies. Pharmacoepidemiol Drug Saf, 2009, 18: 259 – 268.

[11] Mangano DT, Tudor IC, Dietzel C. The risk associated with aprotinin in cardiac surgery. N Engl J Med, 2006, 354: 353 – 365.

[12] Karkouti K, Beattie WS, Dattilo KM, et al. A propensity score case-control comparison of aprotinin and tranexamic acid in high-transfusion-risk cardiac surgery. Transfusion, 2006, 46: 327 – 338.

[13] Howell N, Senanayake E, Freemantle N, et al. Putting the record straight on aprotinin as safe and effective: results from a mixed treatment meta-analysis of trials of aprotinin. J Thorac Cardiovasc Surg, 2013, 145: 234 – 240.

[14] Henry DA, Carless PA, Moxey AJ, et al. Anti-ibrinolytic use for minimising perioperative allogeneic blood transfusion. Cochrane Database Syst Rev, 2011 (3): CD001886.

[15] Hutton B, Joseph L, Fergusson D. Risks of harms using antiibrinolytics in cardiac surgery: systematic review and network meta-analysis of randomised and observational studies. BMJ, 2012, 345: e5798.

[16] Hébert PC, Fergusson DA, Hutton B, et al. Regulatory decisions pertaining to aprotinin may be putting patients at risk. CMAJ, 2014, 186: 1379 – 1386.

[17] Walkden GJ, Verheyden V, Goudie R, et al. Increased perioperative mortality following aprotinin withdrawal: a real-world analysis of blood management strategies in adult cardiac surgery. Intensive Care Med, 2013, 39: 1808 – 1817.

（张　慧　译，雷　翀　审）

第 14 章
围手术期开放性输血策略

Evgeny Fominskiy, Carmine D. Votta, Vladimir V. Lomivorotov

14.1 总体原则

适当的氧和营养供应是生理所必需的。及时排出二氧化氮和代谢产物也同样重要。因此，必须在任何时刻保证所有组织有足够的血液供应。3 个密切相关部分的正常运行使之成为可能：①心脏，②血管系统（动脉和静脉），③血液。其中任何一个部分功能受损都将严重影响组织灌注并导致一个或多个器官衰竭。

氧供（DO_2）是每分钟通过血液从肺部向所有组织输送的氧气量。它依赖于心输出量（CO）和动脉氧含量（CaO_2）：

$$DO_2 = CO \times CaO_2$$

CaO_2 是与血红蛋白结合的氧气和溶解在血浆中的氧气的总量：

$$CaO_2 = （1.34 \times Hb \times SaO_2） + （0.003 \times PaO_2）$$

上式中 1.34 是与每克血红蛋白结合的氧气量（mL/g），*Hb* 是血液中血红蛋白含量（g/L），SaO_2 是动脉血红蛋白氧饱和度百分比，0.003 是氧气在正常体温时（37℃）血液中的溶解系数 [mL/（L·mmHg）]，PaO_2 是动脉氧分压（mmHg）。其中血红蛋白含量是决定 CaO_2 最重要的因素，PaO_2 不是其中最重要的决定因素（正常 PaO_2 为 95mmHg，$0.003 \times 95 = 0.28mL/L$）。这就解释了为什么保证足够的血红蛋白水平如此重要。

围手术期，术前血红蛋白含量偏低非常常见（如慢性疾病，急性、亚急性或慢性出血，肾衰，癌症等）。而且术中预期或意外出血可能导致严重贫血或加

E. Fominskiy (✉) · V. V. Lomivorotov
Department of Anaesthesia and Intensive Care, Academician EN Meshalkin,
Novosibirsk State Budget Research Institute of Circulation Pathology,
Novosibirsk, Russia
e-mail：evfominskiy@gmail.com

C. D. Votta
Department of Anesthesia and Intensive Care, San Raffaele Hospital,
Via Olgettina 60, 20132 Milan, Italy

© Springer International Publishing AG 2017
G. Landoni et al. (eds.), *Reducing Mortality in the Perioperative Period*,
DOI 10.1007/978-3-319-46696-5_14

重之前存在的贫血状态。因此在这种情况下输血非常重要。

血红蛋白含量一直是指导输血最重要的参数，通常 8g/dL 为输血阈值[1-2]。然而，近年来关于"何时输血"的问题引发了广泛的关注。特别是，更开放性的输血策略和更高血红蛋白水平这一问题的出现限制了何时输血的决定。

本章将讨论现有的关于围手术期应实施更限制性或是开放性输血策略的科学证据。

14.2 主要证据

2012 年的一项 Cochrane 综述分析了 19 项随机对照试验（RCTs），共纳入 6264 例患者，比较在不同临床场景下［手术、急性失血和（或）外伤和重症监护单元］限制性和开放性的输血策略[3]。结果显示与开放性组相比，限制性组输血率降低［RR = 0.61，95% CI（0.52，0.72）；$P < 0.000\,01$；$I^2 = 93\%$］。血管手术亚组分析的结果不一致［RR = 0.91，95% CI（0.77，1.08）；$P < 0.3$］。对于这一结局不同试验的异质性具有统计学显著性（$Chi^2 = 238.95$，df = 16，$P < 0.000\,01$；$I^2 = 93\%$）。此外，限制性组的院内死亡率降低 23%［RR = 0.77，95% CI（0.62，0.95）；$P < 0.018$；$I^2 = 0$］。两组 30d 死亡率、住院时间和并发症（心脏事件、心肌梗死、肺水肿、脑血管意外/卒中、肺炎和感染）没有差异。

2015 年，对单中心和多中心 RCTs（纳入内外科 9813 例患者）的 Cochrane 综述更新和 meta 分析证实，与开放性的输血策略相比，限制性策略降低输血需求［RR = 0.54，95% CI（0.47，0.63）；$P < 0.001$；$I^2 = 95\%$］。这一研究中，两组死亡率、心肌梗死、总体并发症发生率和不良事件（心脏并发症、肾衰、栓塞性脑卒中、短暂性脑缺血发作或出血）没有差别。仅观察到限制性输血策略与感染发生率降低可能存在相关性［RR = 0.73，95% CI（0.55，0.98）；$P = 0.03$；$I^2 = 53\%$］。

最近，在围手术期实施的 3 项 RCTs 显示开放性输血策略的优势[5-7]。其中两项没有纳入 2015 年的 Cochrane 综述更新。

De Almeida 和同事[5]研究了因癌症接受腹部大手术和术后至少需要在 ICU 停留 24h 的 198 例患者。患者随机纳入限制性或开放性输血策略组。在 ICU 停留过程中，血红蛋白水平低于 7g/dL（限制性）或 9g/dL（开放性）时，给予患者输入红细胞。作者观察到，与限制性组相比，开放性策略组 30d［8（8.2%）vs 23（22.8%）；$P = 0.005$］和 60d［11（11.3%）vs 24（23.8%）；$P = 0.022$］死亡率降低。而且，观察到开放性组严重心脏事件的发生率更低［5（5.2%）vs 14（13.9%）；$P = 0.038$）］，限制性组腹内感染的发生率更高

[15（14.9%）vs 5（5.2%）；P = 0.024）]。

输血适应证阈值减少（Transfusion Indication Threshold Reduction，TITRe2）试验（英国 17 家心脏手术中心）将 2003 例非急诊心脏手术患者随机纳入限制性阈值组（血红蛋白水平 7.5g/dL）或开放性阈值组（血红蛋白水平 9g/dL）。这一试验的结果显示与开发性组相比，限制性组 3 个月的死亡率更高 [4.2% vs 2.6%；风险比 1.64；95% CI（1.00，2.67）；P = 0.045]。两组间其他结局（感染、缺血事件、ICU、加护病房和院内停留时间）无差异[6]。

Gregersen 和同事开展的危重老年患者输血需求（transfusion requirements in frail elderly，TRIFE）试验，是一个单中心试验，纳入了年龄 ≥65 岁、接受单侧髋关节置换，且来自疗养院或服务保障性住房的 284 例患者。限制性策略组患者术后血红蛋白水平低于 9.7g/dL 时接受输血，而开放性策略组患者术后血红蛋白水平低于 11.3g/dL 时接受输血。作者发现首要观察指标（术后 10d、30d 和 90d 从身体不能运动恢复）两组间无差异。次要观察指标（30d 和 90d 死亡率），在意向性治疗分析时两组无差异，符合方案分析显示限制性组 30d 死亡率高 [HR = 2.4；95% CI（1.1，5.2）；P = 0.03]。用意向性治疗分析 [HR = 2.0；95% CI（1.1，3.6）；P = 0.01] 和符合方案分析 [HR = 1.9；95% CI（1.0，3.4）；P = 0.04] 进行亚组分析，均显示在疗养院患者中限制性组 90d 死亡率更高[7]。

这 3 项 RCTs 试验显示限制性输血策略可能与死亡率增加相关的可能性。由于之前提到的 Cochrane 综述纳入的 RCTs 是在不同的临床场景下（如外科、ICU 等）实施的，纳入了成人和儿童患者，综述时并没有对不同的 RCTs 进行严格的区分，因此 Fominskiy 等对 RCTs 进行了新的 meta 分析[8]。作者分析了只纳入成人（年龄 ≥18 岁）患者的 RCTs。此外，他们分析了针对不同手术围手术期的独立研究（17 项研究中 9 项为骨科手术，5 项为心脏手术，1 项血管手术，1 项癌症手术，1 项产科手术）和危重患者研究（10 项），共 11 021 例患者。14 项研究为多中心；18 项研究纳入超过 100 例患者，2 项研究超过 1000 例患者。这项 meta 分析的结果显示，围手术期开放性输血策略组全因死亡率较限制性输血策略组低 [比值比 0.81，95% CI（0.66，1.00）；P = 0.05；I^2 = 25%]。危重患者，两组全因死亡率没有差别 [RR = 1.10，95% CI（0.99，1.23）；P = 0.07；I^2 = 34%]。将围手术期和危重患者资料一起分析，全因死亡率两组无差别 [比值比 0.96，95% CI（0.78，1.18）；P = 0.68]。这使我们对每个临床场景下选择最佳输血策略重要性的理解又迈进了一步。

最后，另一个 meta 分析分析了独立的 6 项心脏手术患者，19 项非心脏手术患者使用开放性 RBC 输注策略和限制性 RBC 输注策略的 RCTs，以及 39 项观察性研究评估输注 RBC 和不输血对心脏手术患者预后的影响[9]。RCT 分析结果显示在心脏和非心脏手术患者中限制性和开放性策略对死亡率的影响无差异。相反，观察性研究显示与不输血相比，输血与死亡率增加相关 [OR = 2.72，95% CI (2.11，3.49)；$P < 0.000\ 1$；$I^2 = 93\%$]。这些相反的结果可能是因为随机对照研究和观察性研究的特性不同。纳入的观察性研究间异质性高（$I^2 = 93\%$）也是观察性研究证据弱的原因。

14.3　治疗性应用

目前明确决定何时对患者输血仍是个挑战，尚存在争议。使用单一的指标，如血红蛋白水平，来指导贫血患者 RBC 输注不总是正确的方法。许多因素，如年龄、性别、疾病的特征和进展及其恶化速度、并存疾病、器官功能储备等，影响器官对贫血的代偿性反应。

手术和危重患者贫血的病因和病理生理不同。围手术期贫血的主要原因是急性失血和血液稀释。此外，在围手术期 O_2 和营养需求更高因而对贫血更不耐受。相反，危重症患者贫血的病因通常是多因素的，包括进展性慢性疾病、静脉采血和出血性血液丢失、RBC 造血底物缺乏、肾脏产生/释放促红细胞生成素不正常、对已存在贫血的红细胞反应不良、RBC 生存率下降、RBC 破坏增加和血液稀释[10]。此外器官对贫血的代偿机制在手术和重症患者不同。实际上快速贫血发生需要更快速反应来对抗急性 DO_2 降低，当急性严重贫血发作后器官需要启动系列分子、细胞和组织调节机制使贫血耐受[11]。由于这些原因，在需要输血时考虑和区分不同的情况非常重要。

目前，越来越多的证据显示开放性的输血策略能降低围手术期死亡率，可能是因为通过较早地补充丢失的血液，特别是在手术期间，可以减少组织损伤。这对于需求比正常情况下高的患者（如手术操作使代谢率增加）非常重要[12]，因此需要保证组织灌注和 O_2 输送在最佳水平。

但 RBC 输注存在风险。尽管血液制品制备的方法和质量有了很大的进步，但是潜在的并发症，如输血相关的免疫调节、急性肺损伤、微循环障碍和感染传播仍存在[13]。尽管如此，对合适的患者输入适量的 RBC 仍旧是安全的[8-9,14]。

总　结

围手术期输血是纠正由于失血导致进展性贫血的必要手段，以此保证组织足够的氧和营养供应。针对此类患者，学术界目前越来越倾向于开放性的输血策略。实际上，这一议题在降低围手术期死亡率的非外科干预的国际共识会议上被讨论[15-16]。然而，还需要大规模的 RCTs 建立在其他临床场景（如外伤、脑损伤等）和不同患者人群（如患者是否已经并存贫血、血液系统恶性疾病等）的适当的血液管理策略。最后，将来研究还应该致力于探索其他生理触发点来指导输血，使 RBC 的使用能更加有选择性和个体化。

临床总结表

药物	开放性 *vs* 限制性输血策略
适应证	接受任何手术的患者
注意事项	考虑患者的并存疾病、之前已经存在的慢性贫血等情况进行个体化输血
不良反应	输血相关的免疫调节、急性肺损伤、微循环障碍、感染传播
剂量	依靠血红蛋白水平、血流动力学反应、组织损伤的征象、已经存在的贫血或心脏疾病
备注	还需要进一步研究获得更准确的指征

参考文献

［1］Carson JL, Grossman BJ, Kleinman S, et al. Red blood cell transfusion：a clinical practice guideline from the AABB*. Ann Intern Med, 2012, 157：49 – 58.

［2］Qaseem A, Humphrey LL, Fitterman N, et al. Clinical Guidelines Committee of the American College of Physicians. Treatment of anemia in patients with heart disease：a clinical practice guideline from the American College of Physicians. Ann Intern Med, 2013, 159：770 – 779.

［3］Carson JL, Carless PA, Hebert PC. Transfusion thresholds and other strategies for guiding allogenic red blood cell transfusion. Cochrane Database Syst Rev, 2012, (18)：CD002042.

［4］Holst LB, Petersen MW, Haase N, et al. Restrictive versus liberal transfusion strategy for red blood cell transfusion：systematic review of randomised trials with meta-analysis and trial sequential analysis. BMJ, 2015, 350：h1354.

［5］de Almeida JP, Vincent JL, Galas FR, et al. Transfusion requirements in surgical oncology patients：a prospective, randomized controlled trial. Anesthesiology, 2015, 122：29 – 38.

［6］Murphy GJ, Pike K, Rogers CA, et al. Liberal or restrictive transfusion after cardiac surgery. N Engl J Med, 2015, 372：997 – 1008.

［7］Gregersen M, Borris LC, Damsgaard EM. Postoperative blood transfusion strategy in frail, anemic, elderly patients with hip fracture：the TRIFE randomized controlled trial. Acta Orthop, 2015, 86：363 – 372.

［8］Fominskiy E, Putzu A, Monaco F, et al. Liberal transfusion strategy improves survival in perioperative but not in critically ill patients. A meta-analysis of randomised trials. Br J Anaesth,

2015, 115: 511 – 519.

[9] Patel NN, Avlonitis VS, Jones HE, et al. Indications for red blood cell transfusion in cardiac surgery: a systematic review and meta-analysis. Lancet Haematol, 2015, 2: e543 – e553.

[10] Juffermans NP, Walsh TS (eds). Transfusion in the intensive care unit, 1st edn. Springer International Publishing, Switzerland, 2015.

[11] Spinelli E, Bartlett RH. Anemia and transfusion in critical care: physiology and management. J Intensive Care Med, 2016, 31: 295 – 306.

[12] Burton D, Nicholson G, Hall G. Endocrine and metabolic response to surgery. Contin Educ Anaesthesiol Crit Care Pain, 2004, 4: 144 – 147.

[13] Squires JE. Risks of transfusion. South Med J, 2011, 104: 762 – 769.

[14] Koster A, Zittermann A, Börgermann J, et al. Transfusion of 1 and 2 units of red blood cells does not increase mortality and organ failure in patients undergoing isolated coronary artery bypass grafting. Eur J Cardiothorac Surg, 2016, 49: 931 – 936.

[15] Landoni G, Rodseth RN, Santini F, et al. Randomized evidence for reduction of perioperative mortality. J Cardiothorac Vasc Anesth, 2012, 26: 764 – 772.

[16] Landoni G, Pisano A, Lomivorotov V, et al. Randomized evidence for reduction of perioperative mortality: an updated consensus process. J Cardiothorac Vasc Anesth, 2016, pii: S1053-0770 (16) 30281 – 6. doi: 10. 1053/j. jvca.

（雷　翀　译，熊利泽　审）

第**15**章

降低围手术期死亡率：远程缺血预处理

DanaY. Fuhrman，John A. Kellum

15.1 简　介

尽管近年来涌现出很多关于缺血预处理的文献，但对器官进行缺血预处理的概念并不新奇。1986 年，Murry 等发现短期的局部缺血再灌注可减轻犬心肌细胞对后续更长时间的缺血所致的坏死性损伤[1]。在短期缺血后的再灌注损伤阶段，组织开始适应无氧代谢。血流的恢复使氧供超过组织需求，激活巨噬细胞，产生活性氧族[2]。最终导致内皮损伤和促炎因子的进一步释放[3]。当组织经历短时缺血后产生对后续长期缺血再灌注损伤的保护作用即为缺血预处理。

短时的缺血再灌注对后续更长时间缺血的保护作用不止发生在心脏组织，在肾脏和脑组织中也存在。1985 年，Zager 等报道与对照组相比，大鼠经历 15min 双侧肾动脉阻闭后再次暴露于后续 30min 缺血打击时肾脏功能显著提升[4]。在小鼠模型中，Joo 等实施右肾切除后，对左侧肾脏进行 5min 的缺血和再灌注[5]。之后小鼠经历更长时间的缺血打击，经历缺血预处理的小鼠血肌酐水平显著低于只接受单侧肾脏切除的对照组动物[5]。Kitagawa 和同事在脑组织中引入了"缺血耐受"的概念，他们通过阻闭沙鼠的双侧颈总动脉实施脑缺血[6]。持续 2d 每天实施 2min 的缺血治疗，可对后续 5min 的脑缺血损伤发挥保护作用，减少神经元死亡[6]。

在 1993 年的一篇文献中首次提出了远程缺血预处理（remote ischemic preconditioning，RIPC）的概念，其中报道了在犬科动物模型中的一个实验，将冠状动脉回旋支阻闭可保护前降支（left anterior descending artery，LAD）血液供应区的心肌细胞[7]。持续 LAD 阻闭 1h 后用三苯基四氮唑染色评估 LAD 梗死面积，预处理组的梗死面积显著小于对照组[7]。此后，发表了大量有关 RIPC 临床应用研究，其中对机体某个区域短时缺血打击可保护远隔区域的长时缺血损

D. Y. Fuhrman, DO, MS・J. A. Kellum, MD, MCCM (✉)
Department of Critical Care Medicine, University of Pittsburgh, School of Medicine,
Pittsburgh, PA, USA
e-mail：kellum@ pitt. edu

© Springer International Publishing AG 2017
G. Landoni et al. (eds.), Reducing Mortality in the Perioperative Period,
DOI 10. 1007/978 - 3 - 319 - 46696 - 5_15

伤。本章将综述最常讨论的 RIPC 机制和使用 RIPC 降低围手术期死亡率和并发症发生率的最新临床研究[8-9]。

15.2 远程缺血预处理的机制

15.2.1 体液机制

RIPC 发生的过程复杂，其机制尚未完全阐明。文献中提出了很多可能的机制和假说。其中探讨了 RIPC 是由体液调节因子触发的假说。Dickson 等发现通过给予冠状动脉流出液可对兔进行预处理[10]，为体液调节因子参与诱发 RIPC 提供了证据。从正常灌注的供体心脏和经预处理过的供体心脏缺血再灌注时收集流出液。然后将流出液转移给受体对照和预处理过的受体心脏。所有心脏经历 40min 缺血[10]。供体和受体预处理心脏的平均梗死面积减少[10]。预处理动物流出液中腺苷和去甲肾上腺素含量升高[10]。这些结果说明预处理心肌释放的体液触发信号，传递入受体心脏激发了心脏保护效应。已研究的常见的体液调节因子包括腺苷、儿茶酚胺、缓激肽和阿片类[11-14]。

在最近的一篇综述中，Zarbock 和 Kellum 讨论了 RIPC 的肾脏保护作用通过释放损伤相关分子模式（damage-associated molecular patterns，DAMPs）实现[15]。高迁移率族蛋白 B1（high-mobility group box 1，HMGB-1）是一种典型的 DAMP，研究发现在 RIPC 后 HMGB1 含量增加与急性肾损伤（AKI）风险降低相关［OR = 0.75，CI（0.35，0.94），P = 0.03］[16]，该研究将在本章后文详述。DAMPs 可能在缺血再灌注的初始部位释放然后转移至靶器官。此时 DAMPs 可能被肾脏滤过，并且通过近端小管上皮细胞的模式识别受体，激发肾脏保护信号机制[15]。

15.2.2 神经通路

与靶器官通讯的潜在神经通路已被发现。用神经节阻滞剂六甲铵预处理逆转了大鼠 15min 肠系膜动脉阻闭的远程心脏保护作用[17]。在人体，用血流介导血管扩张降低来测量手臂缺血再灌注导致的内皮损伤。输注另一种神经节阻滞剂咪芬，损伤前 RIPC 的保护效应降低[18]。迷走神经结扎和给予阿托品可逆转兔 RIPC 介导的心肌梗死面积减少[19]。

15.2.3 最终的共同事件

文献中最常提及的 RIPC 发挥保护作用的最终共同事件包括细胞内激酶作用于线粒体导致线粒体通透性转换孔关闭，阻断离子内流[20]。作用于线粒体的 3 条主要的信号通路有：①再灌注损伤补救通路[21]；②环磷酸鸟苷/cGMP 依赖性蛋白激酶通路[22]；③生存活化因子增强信号通路[23]。钾依赖性三磷酸腺苷

（ATP）通道阻滞剂格列本脲阻断 RIPC 的效应提示保护作用需要钾依赖性 ATP 通道的激活[24]。因此，目前认为 RIPC 时钾依赖性 ATP 通道活化，导致线粒体转换孔关闭，降低靶器官线粒体通透性，从而 ATP 降解速率降低[25]。

15.3　远程缺血预处理的临床研究

大部分的临床研究将血压袖带应用于上肢或下肢产生 RIPC。通常充气至 200mmHg 或高于动脉收缩压 50mmHg，然后放气。这一操作重复 3~5 次。大部分临床研究应用于心胸手术患者，在体外循环开始前给予 RIPC。大部分研究报道与对照组相比，接受 RIPC 患者心脏生物标记物的变化[26-39]。例如，其中一项研究观察 RIPC 对肌钙蛋白 T 水平的影响，将 57 例患者随机分成 RIPC 组或者对照组，RIPC 组患者在冠状动脉旁路移植术前使用血压袖带对上肢充气实现 RIPC[27]。在术前和术后不同时间点测定肌钙蛋白 T 含量，与对照组相比 RIPC 将肌钙蛋白 T 的曲线下面积降低了 43%[27]。Cheung 等报道，37 例接受先天性心脏病矫治手术儿童患者中，与未接受 RIPC 患者相比，接受 RIPC 患者肌钙蛋白 T 水平、气道阻力和术后正性肌力药物的需求量降低[26]。关于儿童和成人患者围手术期心脏预后的结果存在差异，有些研究发现 RIPC 有益[26-29,33]，其他研究并未发现 RIPC 的优势[31,34,36-39]。

此外，在成人和儿童心脏和血管手术中研究了 RIPC 对肾脏预后的效应。手术操作和 AKI 的相关性已被证实[40-42]。82 例接受腹主动脉瘤修复手术的患者随机纳入 RIPC 和非 RIPC 组，RIPC 组患者术前间断阻闭髂总动脉 10min，然后再灌注 10min，结果发现 RIPC 将心脏损伤和肾脏损伤的发生率分别降低 27% 和 23%[43]。AKI 定义为体外循环心脏手术 48h 内血肌酐含量上升 ≥0.3mg/dl 或 ≥50%，与对照组相比，术前接受 RIPC 组患者 AKI 的绝对风险降低了 27%[44]。但也有研究显示 RIPC 对 AKI 没有保护效应[45-48]。

研究中不同结果有可能是因为不同患者特征使个体对 RIPC 的反应不同。例如，AKI 高风险的患者更有可能体现干预的保护效应。在最近一项研究中，240 例 AKI 高风险（克利夫兰医学中心评分 ≥6[49]）心脏手术患者随机进入上肢血压袖带 RIPC 组和对照组[16]。RIPC 组患者绝对风险降低了 15%［95% CI（2.56%，27.44%），$P=0.02$］[16]。这一研究的独特性在于使用 AKI 生物标记物，金属蛋白酶-2 组织抑制剂（TIMP-2）和胰岛素样生长因子结合蛋白 7（IGFBP7）含量在大部分 RIPC 患者中升高[16]。此外，RIPC 后体外循环前，TIMP-2 和 IGFBP7 升高患者 AKI 的发生率也显著降低[16]。同样的，如本章前述，RIPC 后 HMGB-1 含量升高与 AKI 发生率降低相关[16]。

也有研究探索手术操作前使用 RIPC 是否发挥神经和肺保护作用。接受颈动脉内膜剥脱术（carotid end-arterectomy，CEA）患者随机分为 RIPC 组和对照组，RIPC 组术前接受下肢缺血 10min 然后再灌注[50]。RIPC 组患者扫视潜伏期恶化率更低，但无统计学差异（32% *vs* 53%，$P = 0.11$）[50]。将择期开胸肺切除患者（$N = 216$）随机分为 RIPC 组和假操作组[51]。RIPC 组患者单肺通气 30min、60min，肺复张 30min 和术后 6h，PaO_2/FiO_2 显著升高[51]。

15.4　远程缺血预处理改善手术预后展望

2015 年发表了超过 15 篇使用 RIPC 的临床研究。RIPC 操作易于实施且临床研究中无不良反应的报道，这些都是导致对该干预兴趣不减的原因所在。然而 RIPC 仍未在围手术期常规使用。正如前述研究结果存在差异，很难鉴别能从干预中获益的患者。使用生物标记物预测对 RIPC 的反应性有很大的应用前景。

需要标准化 RIPC 的流程。不同研究中袖带的使用时机、部位、充气/放气的时程均存在差异。同时，在将来的研究，实施 RIPC 时控制其他药物用量非常重要。最近发表的 2 项多中心研究中，讨论认为药物暴露是导致 RIPC 效应无法体现的潜在原因。Mehbohm 等将 14 个中心接受体外循环的 1403 例患者随机纳入 4 个循环 5min RIPC 组和假 RIPC 操作组[38]。死亡率、脑卒中和 2～3 期 AKI 发生率没有差异[38]。Hausenloy 和同事也将 30 个中心接受体外循环的 1612 例患者随机纳入 RIPC 组和假 RIPC 操作组，复合首要结局事件非致死性心肌梗死、心源性死亡、冠状动脉再血管化和随机 12 个月后脑卒中发生率，两组无差异[39]。两项研究中大部分患者围手术期使用了丙泊酚[38-39]。目前认为丙泊酚和某些吸入性麻醉药影响 RIPC 反应性[52-54]。

总　结

由于手术操作中常发生器官缺血损伤，围手术期使用 RIPC 有广泛的应用前景。将来研究比较血压袖带的位置和 RIPC 的时机有助于实现预处理流程的标准化。需要在研究中将患者根据风险因素和合并症进行分层。此外，需要开展研究探索使用生物标记物来预测能从 RIPC 中获益的外科手术患者。

参考文献

[1] Murry CE, Jennings RB, Reimer KA. Preconditioning with ischemia: a delay of lethal cell injury in ischemic myocardium. Circulation, 1986, 74: 1124 – 1136.

[2] Carden DL, Granger DN. Pathophysiology of ischaemia-reperfusion injury. J Pathol, 2000, 190: 255 – 266.

[3] Yellon DM, Hausenloy DJ. Myocardial reperfusion injury. N Engl J Med, 2007, 357: 1121 – 1135.

［4］ Zager RA, Jurkowitz MS, Merola AJ. Responses of the normal rat kidney to sequential ischemic events. Am J Physiol, 1985, 249：F148 - F159.

［5］ Joo JD, Kim M, D' Agati VD, et al. Ischemic preconditioning provides both acute and delayed protection against renal ischemia and reperfusion injury in mice. J Am Soc Nephrol, 2006, 17：3115 - 3123.

［6］ Kitagawa K, Matsumoto M, Tagaya M, et al. 'Ischemic tolerance' phenomenon found in the brain. Brain Res, 1990, 528：21 - 24.

［7］ Przyklenk K, Bauer B, Ovize M, et al. Regional ischemic 'precon-ditioning' protects remote virgin myocardium from subsequent sustained coronary occlusion. Circulation, 1993, 87：893 - 899.

［8］ Landoni G, Rodseth RN, Santini F, et al. Randomized evidence for reduction in perioperative mortality. J Cardiovasc Anesth, 2012, 26：764 - 772.

［9］ Landoni G, Pisano A, Lomivorotov V, et al. Randomized evidence for reduction of perioperative mortality：an updated consensus process. J Cardiothorac Vasc Anesth, 2016, pii：S1053-0770 (16) 30281 - 6.

［10］ Dickson EW, Lorbar M, Porcaro WA, et al. Rabbit heart can be "preconditioned" via transfer of coronary efluent. Am J Physiol, 1999, 277：H2451 - H2457.

［11］ Hu S, Dong H, Zhang H, et al. Noninvasive limb remote ischemic preconditioning contributes neuroprotective effects via activation of adenosine A1 receptor and redox status after transient focal cerebral ischemia in rats. Brain Res, 2012, 1459：81 - 90.

［12］ Bankwala Z, Hale SL, Kloner RA. Alpha-adrenoceptor stimulation with exogenous norepineph-rine or release of endogenous catecholamines mimics ischemic preconditioning. Circulation, 1994, 90：1023 - 1028.

［13］ Schoemaker RG, van Heijningen CL. Bradykinin mediates cardiac preconditioning at a distance. Am J Physiol Heart Circ Physiol, 2000, 278：H1571 - H1576.

［14］ Tomai F, Crea F, Gaspardone A, et al. Ischemic preconditioning during coronary angioplasty is prevented by glibenclamide, a selective ATP-sensitive K + channel blocker. Circulation, 1994, 90：700 - 705.

［15］ Zarbock A, Kellum JA. Remote ischemic preconditioning and protection of the kidney-A novel therapeutic option. Crit Care Med, 2015, 44 (3)：607 - 16.

［16］ Zarbock A, Schmidt C, Van Aken H, et al. Effect of remote ischemic preconditioning on kidney injury among high-risk patients undergoing cardiac surgery：a randomized clinical trial. JAMA, 2015, 313：2133 - 2141.

［17］ Gho BC, Schoemaker RG, van den Doel MA, et al. Myocardial protection by brief ischemia in noncardiac tissue. Circulation, 1996, 94：2193 - 2200.

［18］ Loukogeorgakis SP, Panagiotidou AT, Broadhead MW, et al. Remote ischemic preconditioning provides early and late protection against endothelial ischemiareperfusion injury in humans：role of the autonomic nervous system. J Am Coll Cardiol, 2005, 46: 450 – 456.

[19] Donato M, Buchholz B, Rodriguez M, et al. Role of the parasympathetic nervous system in cardioprotection by remote hindlimb ischaemic preconditioning. Exp Physiol, 2013, 98: 425 – 434.

[20] Hausenloy DJ, Maddock HL, Baxter GF, et al. Inhibiting mitochondrial permeability transition pore opening: a new paradigm for myocardial preconditioning? Cardiovasc Res, 2002, 55: 534 – 543.

[21] Hausenloy DJ, Yellon DM. New directions for protecting the heart against ischaemia-reperfusion injury: targeting the Reperfusion Injury Salvage Kinase (RISK) -pathway. Cardiovasc Res, 2004, 61: 448 – 460.

[22] Burley DS, Ferdinandy P, Baxter GF. Cyclic GMP and protein kinase-G in myocardial ischaemia-reperfusion: opportunities and obstacles for survival signaling. Br J Pharmacol, 2007, 152: 855 – 869.

[23] Lecour S. Activation of the protective Survivor Activating Factor Enhancement (SAFE) pathway against reperfusion injury: does it go beyond the RISK pathway? J Mol Cell Cardiol, 2009, 47: 32 – 40.

[24] Kristiansen SB, Henning O, Kharbanda RK, et al. Remote preconditioning reduces ischemic injury in the explanted heart by a KATP channel-dependent mechanism. Am J Physiol Heart Circ Physiol, 2005, 288: H1252 – H1256.

[25] Loukogeorgakis SP, Williams R, Panagiotidou AT, et al. Transient limb ischemia induces remote preconditioning and remote postconditioning in humans by a K (ATP) -channel dependent mechanism. Circulation, 2007, 116: 1386 – 1395.

[26] Cheung MM, Kharbanda RK, Konstantinov IE, et al. Randomized controlled trial of the effects of remote ischemic preconditioning on children undergoing cardiac surgery: irst clinical application in humans. J Am Coll Cardiol, 2006, 47: 2277 – 2282.

[27] Hausenloy DJ, Mwamure PK, Venugopal V, et al. Effect of remote ischaemic preconditioning on myocardial injury in patients undergoing coronary artery bypass graft surgery: a randomised controlled trial. Lancet, 2007, 370: 575 – 579.

[28] Venugopal V, Hausenloy DJ, Ludman A, et al. Remote ischaemic preconditioning reduces myocardial injury in patients undergoing cardiac surgery with cold-blood cardioplegia: a randomised controlled trial. Heart, 2009, 95: 1567 – 1571.

[29] Thielmann M, Kottenberg E, Boengler K, et al. Remote ischemic preconditioning reduces myocardial injury after coronary artery bypass surgery with crystalloid cardioplegic arrest. Basic Res Cardiol, 2010, 105: 657 – 664.

[30] Luo W, Zhu M, Huang R, et al. A comparison of cardiac post-conditioning and remote preconditioning in paediatric cardiac surgery. Cardiol Young, 2011, 21: 266 – 270.

[31] Rahman IA, Mascaro JG, Steeds RP, et al. Remote ischemic preconditioning in human coro-

nary artery bypass surgery: from promise to disappointment? Circulation, 2010, 122: S53 – S59.

[32] Zhou W, Zeng D, Chen R, et al. Limb ischemic preconditioning reduces heart and lung injury after an open heart operation in infants. Pediatr Cardiol, 2010, 31: 22 – 29.

[33] Hong DM, Jeon Y, Lee CS, et al. Effects of remote ischemic preconditioning with post-conditioning in patients undergoing off-pump coronary artery bypass surgery-randomized controlled trial. Circ J, 2012, 76: 884 – 890.

[34] Lee JH, Park YH, Byon HJ, et al. Effect of remote ischaemic preconditioning on ischaemic-reperfusion injury in pulmonary hypertensive infants receiving ventricular septal defect repair. Br J Anaesth, 2012, 108: 223 – 228.

[35] Jones BO, Pepe S, Sheeran FL, et al. Remote ischemic preconditioning in cyanosed neonates undergoing cardiopulmonary bypass: a randomized controlled trial. J Thorac Cardiovasc Surg, 2013, 146: 1334 – 1340.

[36] Pavione MA, Carmona F, de Castro M, et al. Late remote ischemic preconditioning in children undergoing cardiopulmonary bypass: a randomized controlled trial. J Thorac Cardiovasc Surg, 2012, 144: 178 – 183.

[37] Young PJ, Dalley P, Garden A, et al. A pilot study investigating the effects of remote ischemic preconditioning in high-risk cardiac surgery using a randomised controlled double-blind protocol. Basic Res Cardiol, 2012, 107: 256.

[38] Meybohm P, Bein B, Brosteanu O, et al. A multicenter trial of remote ischemic preconditioning for heart surgery. N Engl J Med, 2015, 373: 1397 – 1407.

[39] Hausenloy DJ, Candilio L, Evans R, et al. Remote ischemic preconditioning and outcomes of cardiac surgery. N Engl J Med, 2015, 373: 1408 – 1417.

[40] Thakar CV, Christianson A, Freyberg R, et al. Incidence and outcomes of acute kidney injury in intensive care units: a Veterans Administration study. Crit Care Med, 2009, 37: 2552 – 2558.

[41] Chertow GM, Lazarus JM, Christiansen CL, et al. Preoperative renal risk stratiication. Circulation, 1997, 95: 878 – 884.

[42] Thakar CV, Worley S, Arrigain S, et al. Inluence of renal dysfunction on mortality after cardiac surgery: modifying effect of preoperative renal function. Kidney Int, 2005, 67: 1112 – 1119.

[43] Ali ZA, Callaghan CJ, Lim E, et al. Remote ischemic preconditioning reduces myocardial and renal injury after elective abdominal aortic aneurysm repair: a randomized controlled trial. Circulation, 2007, 116: I98 – I105.

[44] Zimmerman RF, Ezeanuna PU, Kane JC, et al. Ischemic preconditioning at a remote site prevents acute kidney injury in patients following cardiac surgery. Kidney Int, 2011, 80: 861 – 867.

[45] Choi YS, Shim JK, Kim JC. Effect of remote ischemic preconditioning on renal dysfunction after complex valvular heart surgery: a randomized controlled trial. J Thorac Cardiovasc Surg, 2011, 142: 148 – 154.

[46] Pedersen KR, Ravn HB, Povlsen JV, et al. Failure of remote ischemic preconditioning to reduce the risk of postoperative acute kidney injury in children undergoing operation for complex congenital heart disease: a randomized single-center study. J Thorac Cardiovasc Surg, 2012, 143: 576 – 583.

[47] Murphy N, Vijayan A, Frohlich S, et al. Remote ischemic preconditioning does not affect the incidence of acute kidney injury after elective abdominal aortic aneurysm repair. J Cardiothorac Vasc Anesth, 2014, 28: 1285 – 1292.

[48] Gallagher SM, Jones DA, Kapur A, et al. Remote ischemic preconditioning has a neutral effect on the incidence of kidney injury after coronary artery bypass graft surgery. Kidney Int, 2015, 87: 473 – 481.

[49] Thakar CV, Arrigain S, Worley S, et al. A clinical score to predict acute renal failure after cardiac surgery. J Am Soc Nephrol, 2005, 16: 162 – 168.

[50] Walsh SR, Nouraei SA, Tang TY, et al. Remote ischemic preconditioning for cerebral and cardiac protection during carotid endarterectomy: results from a pilot randomized clinical trial. Vasc Endovascular Surg, 2010, 44: 434 – 439.

[51] Li C, Xu M, Wu Y, et al. Limb remote ischemic preconditioning attenuates lung injury after pulmonary resection under propofol-remifentanil anesthesia: a randomized controlled study. Anesthesiology, 2014, 121: 249 – 259.

[52] Landoni G, Biondi-Zoccai GG, Zangrillo A, et al. Desflurane and sevoflurane in cardiac surgery: a meta-analysis of randomized clinical trials. J Cardiothorac Vasc Anesth, 2007, 21: 502 – 511.

[53] Yu CH, Beattie WS. The effects of volatile anesthetics on cardiac ischemic complications and mortality in CABG: a meta-analysis. Can J Anaesth, 2006, 53: 906 – 918.

[54] Kottenberg E, Thielmann M, Bergmann L, et al. Protection by remote ischemic preconditioning during coronary artery bypass graft surgery with isolurane but not propofol—a clinical trial. Acta Anaesthesiol Scand, 2012, 56: 30 – 38.

（雷 翀 译，董海龙 审）

第16章

他汀类药物和围手术期死亡率

Hynek Riha, Tomas Drabek

16.1 总体原则

心血管疾病是西方国家的首要死亡原因。心血管疾病的主要潜在病理之一是动脉粥样硬化。动脉粥样硬化是一个多因素的过程；高胆固醇血症是动脉粥样硬化病变的一个主要危险因素。降脂药物包括他汀类药物在慢性心血管疾病患者治疗中有重要作用。

他汀类药物通过降低血浆胆固醇水平降低心肌梗死（myocardial infarction,MI）、脑卒中和死亡的发生风险。他汀类药物的其他药代动力学作用，通常所谓的"多效性"，包括改善内皮功能、减少血管和心肌重构、减轻血管壁炎性反应、抑制血小板、稳定粥样硬化斑块、防止其破裂[1]。他汀类药物的这些作用机制形成了临床使用其来降低围手术期发病率和死亡率的基础。

迄今为止发表的部分研究都偏好围手术期使用他汀类药物。然而，最近发表的文章减少了这种热情，这些结果显示他汀类药物在心脏手术患者中可能会损害肾功能。由于以上原因，最近关于降低围手术期死亡率的共识会议更新并没有将他汀类药物纳入有生存效益的药物中[2-3]。考虑到在计划接受大手术患者中经常使用他汀类药物，需要对现有和即将出现的数据进行更广泛的讨论。本章节内容是建立在现有可获取的证据（2016 年 6 月）包括国际指南基础上的。

H. Riha, MD, PhD, MHA (✉)
Cardiothoracic Anesthesiology and Intensive Care, Department of Anesthesiology
and Intensive Care Medicine, Institute for Clinical and Experimental Medicine,
Videnska 1958/9, 140 21 Prague, Czech Republic
e-mail: dr.hynek.riha@gmail.com

T. Drabek, MD, PhD
Department of Anesthesiology, University of Pittsburgh School of Medicine,
UPMC Presbyterian Hospital, Pittsburgh, PA, USA
e-mail: drabekt@anes.upmc.edu

© Springer International Publishing AG 2017
G. Landoni et al. (eds.), *Reducing Mortality in the Perioperative Period*,
DOI 10.1007/978-3-319-46696-5_16

16.2 主要证据

许多临床试验显示围手术期使用他汀类药物治疗不仅降低发病率，还可以降低手术相关死亡率。

心脏手术中进行的首例前瞻性随机对照试验（RCTs）显示，在患有高脂血症的冠状动脉旁路移植术（coronay artery bypass grafting，CABG）患者中术前使用辛伐他汀（20mg/d，持续4周），不仅降低术前 LDL（低密度脂蛋白）胆固醇和血浆总胆固醇水平，而且显著降低术后血小板增多、肾衰、心肌梗死发生率[4]。

一项血管手术前和直到术后 30d 持续使用氟伐他汀的双盲 RCT 试验显示心肌缺血（10.8% vs 19.0%）以及心血管原因导致的复合死亡率和非致死性 MI 发生率降低（4.8% vs 10.1%）[5]。

一项纳入 16 192 例 CABG 患者（≥40 岁）的回顾性分析，探讨不同的心血管术前用药与围手术期预后的相关性[6]。他汀类药物是使用最广泛的药物（85.1%），甚至高于 β 受体阻滞剂（72.8%）。术前他汀类药物的使用与术后死亡率降低相关（0.4% vs 0.8%，校正多种混杂因素后比值比 0.26～0.35）。分析不同种类的他汀类药物和剂量后，发现一个有趣的现象，即只有辛伐他汀 40mg 具有保护性效应。这应该归因于其他他汀类药物量较少。

另一 meta 分析（16 项 RCT，2275 例患者）分析了围手术期使用他汀类药物对术后预后的影响，而这类患者没有长期使用他汀类药物[7]。这一方法显著降低死亡率（1.8% vs 3.4%）和 MI 发生率（4.1% vs 8.9%）。脑卒中发生率并无显著降低（1.0% vs 1.7%）。另外，他汀类药物显著降低术后房颤发生率（12.1% vs 23.4%）以及住院时间（length of stay，LOS）。纳入 RCTs 大多是 CABG 患者数据，2 项研究是血管手术，只有 1 项是非心血管手术。亚组分析提示非心脏手术患者死亡率和 MI 发生率显著降低，但卒中、房颤和住院时间无明显变化。对他汀类药物使用时长的亚组分析提示只有当术前一周以上开始使用他汀类药物才能显著降低死亡率和 MI 发生率。

16.3 药理学特性

他汀类药物是 3 - 羟基 - 3 甲基戊二酰辅酶 A（HMG-CoA）还原酶的竞争性抑制剂，是胆固醇生物合成的限速环节。抑制此酶可以分别将血浆总胆固醇和 LDL - 胆固醇降低 17%～35% 和 24%～49%[8]。此外，血浆甘油三酯（TG）水平也降低，而 HDL（高密度脂蛋白）- 胆固醇含量增加。

他汀类药物的药代动力学和药效动力学有所不同。亲脂性的他汀类药物

（在肝脏和肝外活跃）包括阿托伐他汀、氟伐他汀、洛伐他汀、辛伐他汀和西立伐他汀。亲水性的他汀类代表药物包括（主要在肝脏内活跃）罗素伐他汀和普伐他汀[9]。按照降低 LDL－胆固醇水平的能力分类，他汀类药物可以分为高效（阿托伐他汀和罗素伐他汀）和低效（辛伐他汀、氟伐他汀、洛伐他汀以及普伐他汀）[10]。他汀类药效动力学的主要酶通路包括肝脏内的细胞色素酶（cytochrome，CYP）P450 酶，除了罗素伐他汀以及普伐他汀。同时使用对 CYP3A4 同工酶亲和力高的药物增加他汀类药物的血浆水平和生物利用度，同时也增加其不良反应发生风险。辛伐他汀、洛伐他汀和阿托伐他汀是最有可能发生药物相互作用的几个药物[9]。他汀类药物需要口服，尚无静脉制剂。如果预期术后无法口服药物的时间较长，术前偏向使用长半衰期（阿托伐他汀）或缓释（洛伐他汀）的他汀类药物[11]。开始他汀类药物治疗后，于 4~6 周达到完全降脂能力，75% 的效果在 2 周后出现[12]。其他的有益效应（如改善内皮功能）可在几日内显效。

他汀类药物可以出现种类相关的不良反应。肌肉相关的不良反应（1.5% ~ 5% 的患者）包括肌痛、肌病、肌肉炎症、肌肉坏死，可以引起肌酐肌酸水平增加甚至横纹肌溶解伴随急性肾衰竭[13]。单独的肝酶升高通常是良性的。不良反应通常见于大剂量用药、老年患者、体表面积较小以及慢性疾病例如肾衰、肝功能障碍以及酗酒。

16.4　治疗性应用

16.4.1　心脏手术

心脏手术患者，ACC/AHC 指南（2011）推荐拟行 CABG 且有高脂血症的患者均应进行他汀类药物的治疗。行限期/急诊 CABG 术的患者，应立即开始他汀类药物的治疗。不建议中止他汀类药物的治疗[14]。

CABG

13 项研究（19 542 例患者）的数据集合分析显示与对照组相比，术前使用他汀类药物治疗术后全因死亡率降低 45%[15]。

在一项心脏手术患者使用的多种心血管药物的大规模回顾性分析中，不同模型中他汀类对 CABG 手术围手术期死亡率持续发挥保护作用（他汀类药物 0.4% vs 非他汀类药物 0.8%）。辛伐他汀（40mg）是唯一一种验证过的具有保护效应的他汀类药物[6]。这一有益效应与之前进行的 meta 分析相一致[16-17]。

相反地，一项包含 6 项对 CABG 患者研究的 Cochrane 综述结论是术前他汀类药物治疗降低术后房颤发生风险、缩短 ICU 和住院时间，但对围手术期死亡

率、脑卒中、心肌梗死或肾衰竭并无影响[18]。另一项 meta 分析（12 项 RCT，
1116 例患者）证实他汀类药物在降低房颤和院内 LOS 中的有益效应，在将
CABG 患者与瓣膜手术患者相比时，其效应更显著[19]。另有报道术前短期（<3 周）
使用他汀类药物治疗也降低房颤和围手术期 MI 发生率。院内死亡率以及脑卒中
发生率在他汀治疗组也较低，尽管没有统计学差异[20]。

瓣膜手术

在高风险非急诊单纯心脏瓣膜手术，术前他汀类药物治疗对术后死亡率产
生有益效应[21]。最近的一项纳入 10 项观察性研究（22 518 例患者）的 meta 分
析支持了这些结果。他汀类药物还可以显著降低房颤发生，但对术后脑卒中、
心肌梗死或肾衰竭无明显效应[22]。

心脏移植

在一项小样本的纵向研究中，心脏移植受体在手术时开始接受普伐他汀或
对照治疗。重要的是，大部分对照组患者在 10 年的随访时间内转向普伐他汀治
疗。在治疗意向分析中，与对照组相比，普伐他汀组生存率提高，心脏同种异
体移植血管病变率降低[23]。

心脏术后肾损伤

分析以前可获得的数据提示术前使用他汀类药物不能降低成人 CABG 术后
急性肾损伤（acute kidney injury，AKI）发生率[24-25]。进行 CABG 术的患者可
能从术前他汀药物治疗获益，原因是术后肾脏替代治疗需求和死亡率降低。术
前他汀治疗对进行单纯心脏瓣膜手术患者的肾脏保护作用尚不确定[25]。

两项最近进行的大规模的 RCT 研究了心脏手术患者使用他汀类药物的效
果，结果发现他汀类药物对术后肾功能的负面效应。在他汀 AKI 心脏手术 RCT
研究中[26]，在心脏手术前开始短期大剂量阿托伐他汀治疗。阿托伐他汀组
20.8% 的患者发生 AKI，安慰剂组发生率为 19.5%；没有长期使用他汀类药物
的患者，阿托伐他汀治疗患者 AKI 发生率为 21.6%，而安慰剂组为 13.4%。这
些差异没有统计学显著性，因为没有显示治疗有益，试验提前终止。STICS（心
脏手术他汀类药物治疗）RCT[27]将 1922 例心脏手术患者随机纳入 20mg/d 罗素
伐他汀组和安慰剂组。他汀类药物于手术前开始，最长使用时间为 8d。首要观
察指标，即术后 5d 房颤发生率和心肌损伤范围，组间比较并无差异。然而，使
用他汀类药物使术后 48h AKI 发生率增加 5%。之后时间点 AKI 的发生率或需
要肾脏替代治疗的比例没有报道。

16.4.2 血管手术

患有外周动脉疾病的患者是一个特殊的目标人群，能从他汀类药物治疗中

获益。事实上，在下肢动脉粥样硬化性动脉疾病接受非手术治疗的患者，他汀类药物治疗似乎能有效降低全因死亡率和脑血管事件发生率[28]。

一些研究探索了进行血管手术患者使用他汀类药物的效果。围手术期使用氟伐他汀治疗可以改善术后心脏系统转归[5]。最近发表的 meta 分析比较了短期使用他汀类药物，或者是从头开始使用或已经接受他汀类药物治疗患者随机入不同剂量组，成人受试者接受择期和急诊非心脏动脉手术，包括开放或血管腔内操作。获得的证据不足以得出他汀类药物治疗是否会减少或增加所记录的结局事件。对 3 项研究（178 例患者）的综合分析结果显示他汀组死亡率 6.7%，对照组死亡率 13.7%[29]。

对接受颈动脉内膜剥脱术的患者进行回顾性分析发现，他汀类药物显著降低糖尿病患者的死亡率，他汀类药物在患有糖尿病和高胆固醇血症的患者中有降低死亡率和脑卒中发生率的趋势，但对术后再狭窄没有影响[30]。

16.4.3　非心脏手术

就非心脏手术而言，ACC/AHA 指南围手术期心血管系统的评估和处理指南（2014）推荐在正在接受他汀类药物治疗的患者继续使用该类药物。进行血管手术的患者在围手术期启用他汀类药物是合理的，在接受高风险手术操作存在临床危险因素的患者也可以考虑使用[31]。欧洲科学协会 ESC 和 ESA 发布了类似的指南（2014）推荐围手术期继续使用他汀类药物，偏向使用长效和缓释剂型。接受血管手术的患者应考虑术前启动他汀类药物治疗，理想的情况是应在手术前至少 2 周开始[11]。

在一项非心脏手术大规模多中心随机前瞻性研究中，术前他汀类药物治疗与术后 30d 复合心血管结局事件（全因死亡率、心肌损伤或脑卒中）风险降低独立相关。他汀类药物也显著降低全因死亡风险（相对风险比 0.58）、心血管死亡率（相对风险比 0.42）和心肌损伤（相对风险比 0.86）。然而，MI 或脑卒中的风险并无明显的统计学差异[32]。Meta 分析他汀类药物在大手术后对 AKI 作用的研究发现，术前他汀类药物治疗与术后 AKI 和需要肾脏替代治疗发生危险降低显著相关。然而，将分析仅限于现有的 RCTs 时却无法观察到以上效益[31]。

对肾移植受体，他汀类药物可能降低心血管事件发生率。他汀类药物对总体死亡率、脑卒中、肾功能和毒性的结果尚不明确[33]。

总　结

他汀类药物是有效的降脂药物，并且有其他重要的"多效"效应。它在心血管疾病的一级和二级预防中有明确的作用。

心脏手术中，术前使用他汀类药物治疗可以降低术后房颤发生率、缩短 ICU 和院内住院时间。对 MI 和脑卒中的效应总体而言是正向的，一些研究报道了个别预后参数的有益效益，没有研究显示有害作用。相较于其他心脏手术患者，如瓣膜或主动脉手术患者，他汀类药物的作用在接受 CABG 手术患者最为显著。然而，最近的研究却显示心脏手术患者 AKI 的发生率增加与他汀类药物相关。此外，正在进行的研究包括大量 meta 分析将阐明与他汀类药物相关的围手术期死亡率变化的问题。

他汀类药物降低非手术治疗的外周血管疾病患者的死亡率。对于血管手术患者的效应并不一致，但有些研究提示存在特定并存疾病患者使用他汀类药物可以改善包括死亡率在内的预后。对于接受大型非心脏手术患者，他汀类药物可能降低死亡率。

考虑到现有的证据，推荐术前使用他汀类药物的患者继续使用该类药物。考虑到最近的研究指出他汀类药物的相关风险，在心脏、血管以及大的非心脏手术前开始使用他汀类药物需要十分谨慎。

临床总结表

适应证	高胆固醇血症；心血管疾病的一级和二级预防 降低心脏、血管和大的非心脏手术的围手术期风险
注意事项	可能增加术后 AKI 的发生率，对死亡率的作用尚不明确
不良反应	1.5% ~5% 的患者发生肌肉相关不良反应（肌痛、肌病、肌肉坏死、横纹肌溶解）； 单独的肝酶升高（通常是良性的）
剂量	取决于他汀类药物的种类：10 ~80mg，每天 1 次
备注	他汀类药物应在围手术期继续使用 继续现有的他汀类药物治疗；谨慎考虑术前（1 ~3 周）开始新的他汀类药物治疗

参考文献

[1] Zhou Q, Liao JK. Pleiotropic effects of statins. Basic research and clinical perspectives. Circ J, 2010, 74: 818 – 826.

[2] Landoni G, Rodseth RN, Santini F, et al. Randomized evidence for reduction of perioperative mortality. J Cardiothorac Vasc Anesth, 2012, 26: 764 – 772.

[3] Landoni G, Pisano A, Lomivorotov V, et al. Randomized evidence for reduction of perioperative mortality: an updated consensus process. J Cardiothorac Vasc Anesth, 2016, pii: S1053 – 0770

（16）30281 - 6. doi：10. 1053/j. jvca.

[4] Christenson JT. Preoperative lipid-control with simvastatin reduces the risk of postoperative thrombocytosis and thrombotic complications following CABG. Eur J Cardiothorac Surg, 1999, 15：394 - 399.

[5] Schouten O, Boersma E, Hoeks SE, et al. Fluvastatin and perioperative events in patients undergoing vascular surgery. N Engl J Med, 2009, 361：980 - 989.

[6] Venkatesan S, Okoli GN, Mozid AM, et al. Effects of ive preoperative cardiovascular drugs on mortality after coronary artery bypass surgery：a retrospective analysis of an observational study of 16 192 patients. Eur J Anaesthesiol, 2016, 33：49 - 57.

[7] de Waal BA, Buise MP, van Zundert AA. Perioperative statin therapy in patients at high risk for cardiovascular morbidity undergoing surgery：a review. Br J Anaesth, 2015, 114：44 - 52.

[8] Edwards JE, Moore RA. Statins in hypercholesterolaemia：a dose-speciic meta-analysis of lipid changes in randomised, double blind trials. BMC Fam Pract, 2003, 4：18.

[9] Gazzerro P, Proto MC, Gangemi G, et al. Pharmacological actions of statins：a critical appraisal in the management of cancer. Pharmacol Rev, 2012, 64：102 - 146.

[10] Conly J, Clement F, Tonelli M, et al. Cost-effectiveness of the use of low-and high-potency statins in people at low cardiovascular risk. CMAJ, 2011, 183：E1180 - E1188.

[11] Kristensen SD, Knuuti J, Saraste A, et al. 2014 ESC/ESA guidelines on non-cardiac surgery：cardiovascular assessment and management. The Joint Task Force on non-cardiac surgery：cardiovascular assessment and management of the European Society of Cardiology (ESC) and the European Society of Anaesthesiology (ESA). Eur J Anaesthesiol, 2014, 31：517 - 573.

[12] Biccard BM. A peri-operative statin update for non-cardiac surgery. Part I：the effects of statin therapy on atherosclerotic disease and lessons learnt from statin therapy in medical (non-surgical) patients. Anaesthesia, 2008, 63：52 - 64.

[13] Rosenson RS, Baker SK, Jacobson TA, et al. An assessment by the statin muscle safety task force：2014 update. J Clin Lipidol, 2014, 8：S58 - S71.

[14] Hillis LD, Smith PK, Anderson JL, et al. 2011 ACCF/AHA guideline for coronary artery bypass graft surgery. A report of the American College of Cardiology Foundation/American Heart Association Task Force on Practice Guidelines. Developed in collaboration with the American Association for Thoracic Surgery, Society of Cardiovascular Anesthesiologists, and Society of Thoracic Surgeons. J Am Coll Cardiol, 2011, 58：e123 - e210.

[15] Takagi H, Kawai N, Umemoto T. Preoperative statin therapy reduces postoperative all-cause mortality in cardiac surgery：a meta-analysis of controlled studies. J Thorac Cardiovasc Surg, 2009, 137：e52 - e53.

[16] Kuhn EW, Liakopoulos OJ, Stange S, et al. Meta-analysis of patients taking statins before revascularization and aortic valve surgery. Ann Thorac Surg, 2013, 96：1508 - 1516.

[17] Kuhn EW, Liakopoulos OJ, Stange S, et al. Preoperative statin therapy in cardiac surgery：a

meta-analysis of 90 000 patients. Eur J Cardiothorac Surg, 2014, 45: 17 – 26.

[18] Kuhn EW, Slottosch I, Wahlers T, et al. Preoperative statin therapy for patients undergoing cardiac surgery. Cochrane Database Syst Rev, 2015, (8): CD008493.

[19] Rezaei Y, Gholami-Fesharaki M, Dehghani MR, et al. Statin antiarrhythmic effect on atrial ibrillation in statin-naive patients undergoing cardiac surgery: a meta-analysis of ran-domized controlled trials. J Cardiovasc Pharmacol Ther, 2016, 21: 167 – 76, pii: 1074248415602557.

[20] Patti G, Bennett R, Seshasai SR, et al. Statin pretreatment and risk of in-hospital atrial ibril-lation among patients undergoing cardiac surgery: a collaborative meta-analysis of 11 random-ized controlled trials. Europace, 2015, 17: 855 – 863.

[21] Allou N, Augustin P, Dufour G, et al. Preoperative statin treatment is associated with reduced postoperative mortality after isolated cardiac valve surgery in high-risk patients. J Cardiothorac Vasc Anesth, 2010, 24: 921 – 926.

[22] Cheng X, Hu Q, Liu Z, et al. Preoperative statin therapy decreases early mortality in patients undergoing isolated valve surgery: result from a meta-analysis. J Cardiothorac Vasc Anesth, 2015, 29: 107 – 114.

[23] Kobashigawa JA, Moriguchi JD, Laks H, et al. Ten-year follow-up of a randomized trial of pravastatin in heart transplant patients. J Heart Lung Transplant, 2005, 24: 1736 – 1740.

[24] Lewicki M, Ng I, Schneider AG. HMG CoA reductase inhibitors (statins) for preventing acute kidney injury after surgical procedures requiring cardiac bypass. Cochrane Database Syst Rev, 2015, (3): CD010480.

[25] Singh I, Rajagopalan S, Srinivasan A, et al. Preoperative statin therapy is associated with low-er requirement of renal replacement therapy in patients undergoing cardiac surgery: a meta-a-nalysis of observational studies. Interact Cardiovasc Thorac Surg, 2013, 17: 345 – 352.

[26] Billings FT IV, Hendricks PA, Schildcrout JS, et al. High-dose perioperative atorvastatin and acute kidney injury following cardiac surgery: a randomized clinical trial. JAMA, 2016, 315: 877 – 888.

[27] Zheng Z, Jayaram R, Jiang L, et al. Perioperative rosuvastatin in cardiac surgery. N Engl J Med, 2016, 374: 1744 – 1753.

[28] Antoniou GA, Fisher RK, Georgiadis GS, et al. Statin therapy in lower limb peripheral arterial disease: systematic review and meta-analysis. Vascul Pharmacol, 2014, 63: 79 – 87.

[29] Sanders RD, Nicholson A, Lewis SR, et al. Perioperative statin therapy for improving out-comes during and after noncardiac vascular surgery. Cochrane Database Syst Rev, 2013, (7): CD009971.

[30] AbuRahma AF, Srivastava M, Stone PA, et al. Effect of statins on early and late clinical out-comes of carotid endarterectomy and the rate of post-carotid endarterectomy restenosis. J Am Coll Surg, 2015, 220: 481 – 487.

[31] Fleisher LA, Fleischmann KE, Auerbach AD, et al. 2014 ACC/AHA guideline on periopera-

tive cardiovascular evaluation and management of patients undergoing noncardiac surgery: a report of the American College of Cardiology/American Heart Association Task Force on Practice Guidelines. Circulation, 2014, 130: e278 – e333.

[32] Berwanger O, Le Manach Y, Suzumura EA, et al. Association between preoperative statin use and major cardiovascular complications among patients undergoing non-cardiac surgery: the VISION study. Eur Heart J, 2016, 37: 177 – 185.

[33] Palmer SC, Navaneethan SD, Craig JC, et al. HMG CoA reductase inhibitors (statins) for kidney transplant recipients. Cochrane Database Syst Rev, 2014 (1): CD005019.

（张 慧 译，雷 翀 审）

第 17 章
氨甲环酸降低围手术期死亡率

Giovanni Borghi, *Roberta Maj*, *Laura Ruggeri*

17.1 总体原则

术中和术后出血是许多手术最重要的并发症之一（主要是心脏和骨科手术，也有肝脏、血管、胸科、妇科、泌尿外科以及神经外科手术）。输注红细胞是贫血的基本及治疗方法，也是当氧需超过氧供时少数可以完全恢复组织氧合的治疗手段之一。

围手术期出血是同种异体输血的最常见原因[1]。然而，输血也与大型手术术后死亡率增加有关。Karkouti 等在体外循环下心脏手术患者中开展的一项观察性研究发现大出血（定义为手术 1d 内输注红细胞 $\geqslant 5U$）与死亡率独立相关[2]。控制主要的混杂因素，包括疾病严重程度、手术过程、围手术期并发症后，大出血使死亡风险增加 8.1 倍［95% CI（3.9，17.0）］。另有证据表明需要输注血液制品的出血是有害的，出血量与损害程度直接相关[3]。

输血有极少见但很严重的不良反应。免疫调节效应包括溶血反应（急性和延迟性）、急性肺损伤和免疫调节。其他反应包括大量输血引起的凝血障碍、输注错误和非免疫性溶血[4]。输血相关感染仍是同种异体输血的一大顾虑。世界范围内，大多数人无法安全用血：由于其高流行性，最常见的输血相关风险是 HIV、乙肝病毒和丙肝病毒。此外，血液是稀缺资源，同种异体输血需要巨大的经济花费。

抗纤溶药物氨甲环酸是最常用的减少围手术期出血和血液制品输注需求的药物之一。

Landoni 等召开的关于降低围手术期死亡率随机证据的首次共识会议，将氨甲环酸的使用划分为了主要排除项，因为可获取的有关死亡率的证据大多来源

G. Borghi, MD (✉) · L. Ruggeri, MD
Department of Anesthesia and Intensive Care, Ospedale San Raffaele, Milan, Italy
e-mail: borghi. giovanni@ gmail. com

R. Maj
Faculty of Medical Sciences, Vita – salute San Raffaele University, Milan, Italy

© Springer International Publishing AG 2017
G. Landoni et al. (eds.), Reducing Mortality in the Perioperative Period,
DOI 10.1007/978 – 3 – 319 – 46696 – 5_17

于成人创伤患者[5]。此次共识会议后,发表了两项 meta 分析,显示外科患者使用氨甲环酸后生存率改善有统计学显著性[6-7]。因此,在更新的共识会议中将氨甲环酸纳入了降低围手术期死亡率的议题[8]。

17.2　主要证据

在 Ker 等进行的一项 meta 分析中氨甲环酸与外科患者死亡率降低相关[6]。这项工作的关注点是任何类型的手术患者中,氨甲环酸对输血、血栓栓塞事件、死亡率的作用。结果发现氨甲环酸组死亡人数更少［RR = 0.61,95% CI (0.38,0.98);P = 0.04］,然而这一效应还存在不确定性,当将分析限制于有实施了适当遮蔽(盲法)的试验时统计学显著性消失［RR = 0.67,95% CI (0.33,1.34);P = 0.25］。他们还证实使用氨甲环酸可以将输血可能性降低38%［集合风险比 0.62,95% CI (0.58,0.65);P < 0.001］,并无证据表明氨甲环酸对输血的效应随手术类型而改变。有趣的是,一项累积 meta 分析显示,氨甲环酸对血液输注的效应在 2001 年就已经被证明了。氨甲环酸治疗的患者其心肌梗死、卒中、深静脉血栓、肺栓塞的发生率无统计学差异。

一项由 Hutton 等进行的网络 meta 分析关注于心脏手术患者抗纤溶药物的使用[7]。将分析限制于随机研究,该 meta 分析显示氨甲环酸与抑肽酶相比有生存优势［比值比 0.64,95% CI (0.41,0.99)］,与没有治疗相比也存在生存优势,尽管并无统计学差异［比值比 0.64,95% CI (0.41,1.02)］。据估计氨甲环酸有 73.4% 的概率治疗风险最低,其次是 ε - 氨基己酸(24%),抑肽酶(0.9%),以及没有治疗(1.7%)。

总之,两项 meta 分析显示氨甲环酸可能改善围手术期生存率,但是需要进一步的随机证据。相反的,其对输血需求的影响已被很好地证实。

正在进行的 ATACAS 研究是一项多中心大样本随机试验,旨在评估择期行冠状动脉手术和并发症风险增加的患者使用氨甲环酸是否能降低死亡率或严重并发症发生率[9]。我们希望,这项试验的数据可以对氨甲环酸在围手术期死亡率的作用做出更准确的结论。

氨甲环酸对生存作用最相关的证据不是在围手术期使用而是将其用于成人创伤患者。CRASH 2 是一项大样本的随机对照试验,纳入了超过 20 000 例创伤患者伴有或存在显著出血风险。这项研究中,早期使用氨甲环酸治疗显著降低全因死亡率［氨甲环酸组 14.5% vs 安慰剂组 16.0%;相对危险 0.91,95% CI (0.85,0.97);P = 0.003 5］[10]。

氨甲环酸对创伤性脑损伤和产后出血患者死亡率影响证据尚不明确[11-12]。

17.3 药理特性

氨甲环酸是赖氨酸的合成衍生物，可以与血纤维蛋白溶酶原分子上赖氨酸结合位点可逆地结合发挥抗纤溶作用。纤维蛋白上的赖氨酸残基介导血纤维蛋白酶原与纤维蛋白结合。抑制纤维蛋白表面赖氨酸残基与血纤维蛋白酶原的相互作用可以抑制纤维蛋白凝血块的溶解[13]。

氨甲环酸几乎可以完全阻断血纤维蛋白酶原和血纤维蛋白溶酶重链与纤维蛋白的结合。尽管血纤维蛋白溶酶原在纤溶酶原激活物，例如组织纤溶酶原激活物，存在时仍可以转化为纤溶酶，但在与氨甲环酸结合后纤溶酶原将不再能与纤维蛋白相互作用并溶解纤维蛋白。

氨甲环酸降低外科手术患者死亡率的机制尚不明确。可能这一效应的部分原因是减少了输血的非感染性不良反应。其他可能机制是氨甲环酸在此类患者发挥抗炎效应。在一项纳入体外循环下心脏手术患者的随机双盲安慰剂对照试验中，与安慰剂相比，氨甲环酸显著降低发生炎性反应的患者比例（17% *vs* 42%，$P < 0.05$），且显著降低血管麻痹性休克的发生率（0 *vs* 27%，$P < 0.01$）[14]。

17.4 治疗性应用

氨甲环酸在出血高风险的手术可以作为预防用药，或者作为大量难治性出血干预措施。

氨甲环酸有效抑制纤维蛋白溶解的血浆浓度≥10mg/L[13]。静脉注射时，单次给予1g氨甲环酸即可产生血浆浓度≥10mg/L，持续6h左右。

氨甲环酸以原型从尿液中排泄。单次注射消除半衰期为2～3h（30%以原型1h内从尿液排出，90%在24h内排出）。氨甲环酸的剂量在肾功能不全的患者需要调整，血浆肌酐水平增加时氨甲环酸经尿液排泄减少。肝功能不全患者的使用剂量无须调整。

临床试验中氨甲环酸的剂量范围较广。理想剂量方案尚未达成一致。通常氨甲环酸在手术开始前20～30min通过静脉缓慢给予负荷剂量，术中持续输注。在大多数试验中，主要是心脏手术，负荷剂量是1～2g或10～30mg/kg，持续输注剂量是0.4～1g/h或1～16mg/（kg·h）[13,15]。

过敏、对药物高敏和进行性急性静脉或动脉血栓是使用氨甲环酸的禁忌证。氨甲环酸在有血栓栓塞疾病病史、遗传性血栓形成倾向、同时口服避孕药物以及其他促凝药物包括凝血因子浓缩物的患者需要小心使用并权衡其利弊。

与氨甲环酸使用相关最常见不良反应轻微，包括头痛、恶心、呕吐、腹泻、消化不良、眩晕、背痛和麻木。

迄今为止，氨甲环酸是唯一一个已被证明可以改善凝血功能而不增加血栓不良事件风险的药物，长期随访结果也是如此[13,15-17]。许多随机对照试验和 meta 分析已经显示围手术期使用氨甲环酸与心肌梗死、心肌缺血、脑卒中、深静脉血栓、肺栓塞或其他血栓栓塞并发症的发生率增加并不相关。

心脏手术中，大剂量使用氨甲环酸与术后癫痫全身发作风险增加有关，而发生癫痫的患者死亡率更高。

总　结

两项 meta 分析显示围手术期给予氨甲环酸降低外科手术患者死亡率，但是这一效应的证据仍旧薄弱。相反地，多项试验已经很好地证实了在多种不同类型手术中，氨甲环酸可减少围手术期出血和输血需求。且这一效应不增加血栓栓塞风险。

未来需要进行大样本随机对照试验，可能需要包括不同类型的手术，来证实氨甲环酸对死亡率的作用。ATACAS 试验的结果可能帮助对氨甲环酸的安全性和在围手术期对死亡率的影响得出更确定的结论[9]。

临床总结表

药物/技术	氨甲环酸
适应证	在有高出血风险的手术中作为预防用药，或者在大量难治性术中/术后出血时作为干预措施
注意事项	绝对禁忌证：过敏、对药物高敏、进行性急性静脉或动脉血栓
	相对禁忌证：有血栓栓塞病史、遗传性血栓形成倾向、同时口服避孕药物以及其他促凝药物（包括凝血因子浓缩物）
不良反应	头痛、恶心、呕吐、腹泻、消化不良、眩晕、背痛和麻木。心脏手术中，大剂量使用氨甲环酸与术后癫痫全身发作风险增加有关（发生癫痫的患者死亡率更高）
剂量	静脉注射
	术前 20~30 min 缓慢注射负荷剂量：1~2g 或 1~30mg/kg。术中持续输注：0.4~1g/h 或 1~16mg/（kg·h）

参考文献

[1] Levy JH, Ramsay JG, Guyton RA. Aprotinin in cardiac surgery. N Engl J Med, 2006, 354: 1953-1957.

［2］Karkouti K, Wijeysundera DN, Yau TM, et al. The independent association of massive blood loss with mortality in cardiac surgery. Transfusion, 2004, 44: 1453 – 1462.

［3］Karkouti K, Beattie WS, Dattilo KM, et al. A propensity score case-control comparison of aprotinin and tranexamic acid in high-transfusion-risk cardiac surgery. Transfusion, 2006, 46: 327 – 338.

［4］Hendrickson JE, Hillyer CD. Noninfectious serious hazards of transfusion. Anesth Analg, 2009, 108: 759 – 769.

［5］Landoni G, Rodseth RN, Santini F, et al. Randomized evidence for reduction of perioperative mortality. J Cardiothorac Vasc Anesth, 2012, 26: 764 – 772.

［6］Ker K, Edwards P, Perel P, et al. Effect of tranexamic acid on surgical bleeding: systematic review and cumulative meta-analysis. BMJ, 2012, 344: e3054.

［7］Hutton B, Joseph L, Fergusson D, et al. Risks of harms using antiibrinolytics in cardiac surgery: systematic review and network meta-analysis of randomised and observational studies. BMJ, 2012, 345: e5798.

［8］Landoni G, Pisano A, Lomivorotov V, et al. Randomized evidence for reduction of perioperative mortality: an updated consensus process. J Cardiothorac Vasc Anesth, 2016, pii: S1053 – 0770 (16) 30281 – 6. doi: 10. 1053/j. jvca.

［9］Myles PS, Smith J, Knight J, et al. Aspirin and Tranexamic Acid for Coronary Artery Surgery (ATACAS) trial: rationale and design. Am Heart J, 2008, 155: 224 – 230.

［10］CRASH-2 Trial Collaborators, Shakur H, Roberts I, et al. Effects of tranexamic acid on death, vascular occlusive events, and blood transfusion in trauma patients with signiicant haemorrhage (CRASH-2): a randomised, placebo-controlled trial. Lancet, 2010, 376: 23 – 32.

［11］Ker K, Roberts I, Shakur H, et al. Antiibrinolytic drugs for acute traumatic injury. Cochrane Database Syst Rev, 2015 (5): CD004896.

［12］Novikova N1, Hofmeyr GJ, Cluver C. Tranexamic acid for preventing postpartum haemorrhage. Cochrane Database Syst Rev, 2015 (6): CD007872.

［13］McCormack PL. Tranexamic acid: a review of its use in the treatment of hyperibrinolysis. Drugs, 2012, 72: 585 – 617.

［14］Jimenez JJ, Iribarren JL, Lorente L, et al. Tranexamic acid attenuates inlammatory response in cardiopulmonary bypass surgery through blockade of ibrinolysis: a case control study followed by a randomized double-blind controlled trial. Crit Care, 2007, 11: R117.

［15］Ng W, Jerath A, Wasowicz M. Tranexamic acid: a clinical review. Anaesthesiol Intensive Ther, 2015, 47: 339 – 350.

［16］Tengborn L, Blombäck M, Berntorp E. Tranexamic acid—an old drug still going strong and making a revival. Thromb Res, 2015, 135: 231 – 242.

［17］Henry DA, Carless PA, Moxey AJ, et al. Anti-ibrinolytic use for minimising perioperative allogeneic blood transfusion. Cochrane Database Syst Rev, 2011 (1): CD001886.

（张 慧 译，雷 翀 审）

第 18 章
降低围手术期死亡率： 持续更新

Marta Mucchetti，Giovanni Landoni

18.1 简 介

根据 EUSOS 研究，非心脏手术的围手术期死亡率为 1% ~ 4%[1]，考虑到全世界每年实施 2 亿 3 千万手术[2]，即使死亡率下降的很少也会对公众健康产生巨大的影响。

有关降低围手术期死亡率的第一次共识会议发布于 2012 年[3]。3 年后进行了官方更新。选择了 13 项对死亡率有显著影响的干预措施，同时组成本书的内容[4]。更新会议排除了第一次共识会议纳入的 3 项 （可乐定、围手术期氧疗和氯己定口腔冲洗） 干预措施，增加了 2 项 （氨甲环酸和远程缺血预处理） 新的干预措施。

本章将简要介绍第二次共识会议召开后发表的对围手术期死亡率有显著影响的文章。

18.2 方 法

为了系统地鉴别在更新的共识会议后发表的与影响围手术期死亡率有关的所有文章，进行了敏感的 Pubmed 检索。使用了相同的 3 种检索策略 （表 18.1）；时间限制设定为 2015 年 3 月 7 日至 2016 年 1 月 30 日。通过对参考文献的交叉比对进一步确定主题。

选出的文章满足以下标准：①发表于同行评议的杂志；②关于在接受任何手术的患者进行的非手术干预措施 （药物/技术/策略）；③报告了死亡率的显著增加或降低；④实施的是随机试验 （RCT） 或针对 RCT 的 meta 分析。

M. Mucchetti (✉) · G. Landoni
Department of Anesthesia and Intensive Care, San Raffaele Scientific Institute,
Via Olgettina 60, Milan 20132, Italy
e-mail: marta. mucchetti@ gmail. com; landoni. giovanni@ hsr. it

© Springer International Publishing AG 2017
G. Landoni et al. (eds.), *Reducing Mortality in the Perioperative Period*,
DOI 10. 1007/978 – 3 – 319 – 46696 – 5_18

表 18.1 用于确定报告了对死亡率有显著影响的所有 RCT 和对 RCT 的 meta 分析的 3 种检索策略

Systematic［sb］AND（surgery［tiab］OR surgic＊［tiab］OR operation＊［tiab］）AND（（my-ocardial AND infarction）OR（death＊OR survival OR mortality OR prognosis））AND（prevent＊OR reducti＊OR reduci＊）

（Surgery［tiab］OR surgic＊［tiab］OR operation＊［tiab］）AND（（death＊OR survival OR mortality））AND（prevent＊OR reducti＊OR reduci＊）AND（signiicat＊OR signiican＊）AND（randomized controlled trial［pt］OR controlled clinical trial［pt］OR randomized controlled trials［mh］OR random allocation［mh］OR double-blind method［mh］OR single-blind method［mh］OR clinical trial［pt］OR clinical trials［mh］OR（clinical trial［tw］OR（（singl＊［tw］OR doubl＊［tw］OR trebl＊［tw］OR tripl＊［tw］）AND（mask＊［tw］OR blind［tw］））OR（latin square［tw］）OR placebos［mh］OR placebo＊［tw］OR random＊［tw］OR research design［mh：noexp］OR comparative study［tw］OR follow-up studies［mh］OR prospective studies［mh］OR cross-over studies［mh］OR control＊［tw］OR prospectiv＊［tw］OR volunteer＊［tw］）NOT（animal［mh］NOT human［mh］）NOT（comment［pt］OR editorial［pt］OR meta-analysis［pt］OR practice-guideline［pt］OR review［pt］））

（Dead［tiab］or death［tiab］or die［tiab］or died［tiab］or mortality［tiab］or fatalit＊［tiab］or exitus［tiab］or surviv＊［tiab］）and（"anesthesia"［tiab］OR "cardiac arrest"［tiab］or "critical care"［tiab］or sepsis［tiab］or "critical illness"［tiab］or "critically ill"［tiab］or "ARDS"［TIAB］or "acute respiratory distress syndrome"［tiab］OR "ecmo"［tiab］OR "intensive care"［tiab］or emergen＊［tiab］）AND（"randomized controlled trial"［tiab］OR "controlled clinical trial"［tiab］OR "randomized controlled trials"［tiab］OR blind＊［tiab］OR "clinical trial"［tiab］OR "clinical trials"［tiab］OR placebo＊［tiab］OR random＊［tiab］）NOT（animal［mh］NOT human［mh］）NOT（comment［pt］OR editorial［pt］OR meta-analysis［pt］OR practice-guideline［pt］OR review［pt］OR pediatrics［mh］）

18.3 对围手术期死亡率有影响的干预措施

框 18.1 描述的 3 中检索策略分别确定了 362 355 和 1092 项结果。经过仔细筛选，在本次更新中纳入了 9 项研究[5-13]，7 种不同的干预措施。本章结尾对新证据的小结报道了选择文章的主要特点。

发现没有被共识会议选中的 3 种可能改善生存率的干预措施：小型化体外循环（miniaturized extracorporeal circulation MECC）[5]、非肾上腺能血管收缩剂[6]和围手术期目标导向的血流动力学治疗（goal-directed hemodynamic therapy，

GDHT)[7]。其他6篇文章涉及4种干预措施已经纳入了更新的共识会议：吸入麻醉剂[8]、围手术期主动脉球囊反搏（intra-aortic balbon pump, IABP）[9-10]、左西孟旦[11-12]和远程缺血预处理（remote ischemic preconditioning, RIPC）[13]。

9项研究中有8项为心脏手术[5-6,8-13]。2篇文章关注的是混合患者人群（即外科和内科患者）[6,13]。所有选中的文章均为针对RCTs的meta分析，其中一篇也包含了观察性研究，将其独立分析[10]，2篇为网络meta分析[5,8]。所有选中的文章涉及的干预措施对死亡率均有正向效应。

18.4　冠状动脉旁路移植术的小型化体外循环

在广泛冠状动脉病变时行冠状动脉旁路移植术可降低死亡率。其金标准技术是使用体外循环（cardiopulmonary bypass, CPB）下的CABG。然而传统的体外循环（conventional extracovporeal circulation, CECC）被认为是术后并发症发生的主要决定因素。因此发展出了新的解决方法以减小其影响，如非体外循环下CABG（off-pump CABG, OPCAB）和MECC。小型化体外循环使用更短的回路和不使用静脉储血罐减少空气-血液接触：因此，减少了血液丢失和输血的需求，减少炎症反应。

Kowalewski等[5]开展的网络meta分析对比这3种策略对死亡率和术后并发症发生率的影响。他们选择了134项RCTs，纳入22 778例患者。关于死亡率的数据来自于50项RCTs（17 638例患者）。与CECC组相比，MECC和OPCAB组患者全因死亡率显著降低［OR = 0.46，95% CI（0.22，0.91）和OR = 0.75，95% CI（0.51，0.99）］。这些技术对脑卒中、术后房颤和肾功能不全提供更好的保护，3种策略的心肌梗死发生率无显著差异。直接比较，OPCAB和MECC没有显著差异，但从概率推理分析出的数值可知治疗的层级为MECC > OPCAB > CECC。

之前的观察性研究和meta分析报道OPCAB的长期死亡率增加。观察性和随机研究的差异显然可以用选择偏倚来解释。纳入OPCAB组的患者基础风险更高的可能性更大。

这项工作的主要缺陷在于作者没有获得个体患者的数据，且观察事件的数量少。

18.5　非肾上腺素能血管收缩剂用于血管扩张型休克

非肾上腺素能血管收缩剂是一组与儿茶酚胺联合使用或者作为儿茶酚胺的替代药物用于血流动力学休克的药物。使用这类药物减少了儿茶酚胺的不良反应，如增加心肌氧耗和心律失常。此外，它们在标准治疗无效时，对晚期休克的治疗非常关键。

Belletti 等进行了广泛的 meta 分析，纳入 20 项 RCTs （1608 例患者），探讨非肾上腺素能血管收缩剂用于血管扩张型休克对死亡率的影响[6]。干预的药物是血管加压素、特利加压素和亚甲蓝。对比物是安慰剂、标准治疗、去甲肾上腺素和多巴胺。选择的大部分研究观察的是脓毒症（10/20）和心脏手术（7/20）。总体集合分析显示使用非肾上腺素能血管收缩剂显著降低死亡率［RR = 0.88，95% CI （0.79，0.98），$P = 0.02$］。独立考虑研究药物，所有的药物都存在改善生存率的趋势，但不具备统计学意义，其生存率改善的程度相似。分析不同的临床状况，非肾上腺素能血管收缩剂在脓毒症［RR = 0.87，95% CI （0.77，0.98），$P = 0.02$］和心脏手术［RR = 0.16，95% CI （0.04，0.69），$P = 0.01$］均能降低死亡率。作者推测观察到的生存优势是对儿茶酚胺节省的结果，而非药物本身的有益作用。

18.6 非心脏手术围手术期目标导向血流动力学治疗

目标导向血流动力学治疗（GDHT）是使用血流动力学优化流程，目的是通过液体、血管收缩剂和正性肌力药物达到正常或高于正常的血流动力学数值。这意味着需要或多或少地使用有创血流动力学监测。其目标是防止低灌注和氧供需失衡。

Ripollés-Melchor 和同事[7]实施了一项对 RCT 的 meta 分析，评估在非心脏手术患者与传统的液体治疗相比，这一方案是否能降低并发症发生率和死亡率。GDHT 仅限于术中使用的研究被排除。纳入了 12 项 RCTs 和 1527 例患者。分析所有纳入的 RCTs，发现围手术期 GDHT 显著降低死亡率［RR = 0.63，95% CI （0.42，0.94），$P = 0.02$］。亚组分析中，只有当设定了高于正常的目标值［RR = 0.42，95% CI （0.23，0.76），$P = 0.004$］和当实施了围手术期 GDHT ［RR = 0.61，95% CI （0.39，0.96），$P = 0.03$］时才能降低死亡率。并发症的发生率没有差异。在敏感性分析中，作者发现若排除了方法学上质量低的研究，GDHT 和标准液体治疗之间就没有差异。

18.7 心脏手术中使用挥发性麻醉药物

挥发性麻醉药物是少数几种降低围手术期死亡率的干预措施之一[3-4]，可能是通过模拟早期缺血预处理发挥作用。

在此，我们仅小结了更新的共识会议之后发表的 meta 分析，而关于此干预的细节详见相关章节（见第 4 章）。

Zangrillo 等[8]实施的贝叶斯网络 meta 分析评估了挥发性麻醉药物和 RIPC 的心脏保护作用是否对心脏手术患者的生存率产生影响。纳入分析的研究必须是将 TIVA 与给予挥发性麻醉药物的混合麻醉方案相比，和（或）比较使用和不使用 RIPC 的效果。选择了 55 项 RCTs，6921 例患者，其中 39%（50 项研究）接受了挥发性麻醉剂，37%（41 项研究）接受了 TIVA，13%（7 项研究）接受了 RIPC + TIVA，11%（15 项研究）接受 RIPC + 挥发性麻醉剂。最常见的成对比较是挥发性麻醉剂和 TIVA，34 项（62%）研究中做了该比较。通过简单的直接比较，挥发性麻醉剂与 TIVA 相比，显著降低死亡率［OR = 0.56，95% CI（0.36，0.88），$P = 0.01$］。在使用层次贝叶斯模型后该优势仍然存在［OR = 0.50，95% CI（0.28，0.91）］。在本章后文会讨论到，贝叶斯网络 meta 分析发现与 TIVA 联合或不联合 RIPC 相比，挥发性麻醉药和 RIPC 具有叠加的正向效应。

18.8　心脏手术术前主动脉球囊反搏

心脏手术可能导致不同程度的心肌顿抑和收缩性抑制，导致术后低心排综合征（low cardiac output syndrome, LCOS）。主动脉球囊反搏（IABP），可增强心肌灌注和减少左心室做功，用于血流动力学稳定的存在术后高风险的患者预防 LCOS 的发生。

术前 IABP 对死亡率的影响已经在 Landoni 等[3-4]的共识会议上讨论，该干预的细节在本书第 10 章描述。本段讨论的是更新的共识会议之后发表的 2 项重要 meta 分析。

Pilarczyk 等[9]分析了 9 项 RCTs，在 1171 例心脏手术患者比较术前进行主动脉反搏和不进行任何干预。使用术前 IABP 降低院内死亡率［OR = 0.38，95% CI（0.23，0.68），$P < 0.001$］；仅在体外循环下的 CABG 手术患者做此比较时，该效应仍存在［OR = 0.27，95% CI（0.13，0.55），$P < 0.001$］。此外，LCOS 和 ICU 停留时间也显著缩短。在 9 项研究中 7 项进行了比较，总体发生率为 5.6%。最常见的并发症是肢体缺血和血肿。

Poirier 的 meta 分析[10]纳入了 RCTs 和观察性研究，将两种研究进行独立分析。共纳入 11 项 RCTs 和 22 项观察性研究。在此 meta 分析中，干预组接受术前 IABP，对照组不接受术前 IABP。对 RCTs 的分析证实术前 IABP 可降低院内死亡率［OR = 0.20，95% CI（0.09，0.44），$P < 0.001$］、30d 死亡率［OR = 0.43，95% CI（0.25，0.76），$P = 0.003$］、ICU 停留时间［-1.47d，95% CI（-1.82，1.12），$P < 0.001$］和住院时间［-3.25，95% CI（-5.18，

1.33），$P < 0.001$）]。但是，尽管纳入了更多基础风险更高的患者，这一优势未能获得观察性研究数据的证实。此外，报道 3% 的患者发生严重 IABP - 相关并发症。

在两项 meta 分析中纳入的 RCTs 有重叠，也显示了重要的缺陷。首先，5项 RCTs 是由同一研究团队完成的；其次，部分 RCTs 受到商业资助；第三，样本量小；第四，随机后 IABP 交叉率有很大差异。

18.9　心脏手术中左西孟旦的使用

左西孟旦是钙增敏剂，具有强心和扩血管作用，可增加低心输出量心衰患者的心输出量而不增加心脏做功。共识会议确定该药物在围手术期能挽救生命[3-4]，现有证据的细节和临床使用方法在本书的相关章节进行了讨论（见第7章）。

在更新的共识会议之后，发表了 2 项新的 meta 分析，显示了该药对死亡率的显著影响。

Qiao 和同事[11]评估了左西孟旦对高风险（即发生多器官功能障碍患者）心脏手术患者死亡率的影响。10 项 RCTs（440 例患者）纳入了最终的分析。在 4项试验中，对照组接受了安慰剂，其他 6 项试验中对照组接受替代的正性肌力药物，多巴酚丁胺或米力农。使用左西孟旦围手术期死亡率 [OR = 0.35，95% CI（0.18，0.71），$P = 0.003$]、房颤 [OR = 0.48，95% CI（0.29，0.78），$P = 0.003$]、心肌梗死 [OR = 0.26，95% CI（0.07，0.97），$P = 0.04$）] 和急性肾衰 [OR = 0.26，95% CI（0.12，0.60），$P = 0.002$] 的发生率显著降低。亚组分析显示当与其他正性肌力药物相比，左西孟旦的生存优势仍然存在；不幸的是与安慰剂对比的结果没有报道。

Zhou 和同事[12]重点关注了左西孟旦对心脏手术肾脏功能的有益作用。他们选择了 13 项 RCT 包含 1254 例成人心脏手术患者。左西孟旦显著降低术后急性肾脏损伤发生率 [OR = 0.51，95% CI（0.34，0.76），$P = 0.001$]。因此干预组肾脏替代治疗发生率更低 [OR = 0.43，95% CI（0.25，0.76），$P = 0.002$]。同样的，左西孟旦治疗患者有显著的生存优势 [OR = 0.41，95% CI（0.27，0.62），$P = 0.001$]。

这些 meta 分析中纳入的 RCTs 样本量小。而且关于长期死亡率的数据还不能得出结论。

18.10　心脏手术远程缺血预处理

缺血预处理是对短暂亚致死性缺血的一种细胞水平的反应，产生对后续致死性缺血的保护效应。远程缺血预处理是指对非心脏组织短时程的缺血和再灌注刺激，介导心肌的缺血保护。这一保守和性价比高的技术被更新的共识会议选中[4]，其细节在本书第 15 章中探讨。

此后发表了 2 项有关 RIPC 的 meta 分析。

Le Page 和同事[13]对 RIPC 在不同患者人群中的作用做了广泛的研究，包括心脏手术和接受心脏介入操作患者。首要观察指标是心肌损伤，全因死亡率是次要观察指标。选择了 44 项 RCTs，包括 5317 例患者。其中 22 项 RCTs 纳入的是心脏手术患者（3093 例）。作者发现心肌损伤标志物［肌钙蛋白曲线下面积，$OR = 0.27$，95% CI（-0.36，-0.18），$P < 0.001$）］显著降低，亚组分析仅纳入成人心脏手术患者，显著性仍存在。在 3 项研究中，RIPC 显著降低了初始事件后 1 年的全因死亡率［$OR = 0.27$，95% CI（0.13，0.58），$P = 0.000\,8$）］。短期全因死亡率未见显著下降（30d 和 1 年内）［$OR = 0.79$，95% CI（0.49，1.27），$P = 0.33$］。

之前提到的 Zangrillo 等进行的贝叶斯网络 meta 分析[8]，通过简单的直接比较和层次贝叶斯模型研究 RIPC 联合挥发性麻醉药或 TIVA 对死亡率的影响。不考虑麻醉方案，直接比较没有发现与 RIPC 相关的死亡率差异。而贝叶斯分析显示与 TIVA［$OR = 0.15$，95% CI（0.04，0.55）］和 TIVA + RIPC［$OR = 0.19$，95% CI（0.04，0.94）］相比，联合 RIPC 与挥发性麻醉药存在显著的生存优势。作者认为，在心脏手术中，联合挥发性麻醉药和 RIPC 作为最佳方案的可能性是 0.96。

作者指出了他们工作的一些缺陷。首先，纳入的 RCTs 样本量小、单中心、没有双盲。其次，在一些研究中，混杂因素没有排除，如使用了干扰预处理机制的磺酰脲、茶碱和别嘌呤醇等药物，还有影响挥发性麻醉药物心脏保护作用的阿片类药物术中的总用量没有记录。

总　结

循证医学在不断发展。11 个月中，发表了 9 篇文章，涉及 7 种干预措施显著影响围手术期死亡率。3 种干预措施可能提升生存率，MECC、非肾上腺素能血管收缩剂和 GDHT。其他 6 篇文章涉及的 4 种干预措施已经选入了更新的共识会议：挥发性麻醉药、围手术期 IABP、左西孟旦和 RIPC。目标导向的血流动力学治疗是唯一一项用于非心脏手术的干预措施。所有被选中的文章都是 RCTs 的 meta 分析。所有文章涉及的干预措施都显示对生存率有正向效应。

新证据总结表

新主题	干预措施	作者	对照	临床场景	RCT数（例）	患者数（例）	不良反应	备注
是	小型化体外循环	Kowalewski M	经典体外循环	CABG	134	22 778	OR=0.46, 95% CI (0.22, 0.91)	网络 meta 分析，也比较了非体外循环下 CABG
	血管加压素、特利加压素或亚甲蓝	Belletti A	安慰剂或去甲肾上腺素或多巴胺或标准治疗	血管扩张性休克[心脏手术/重症患者（脓毒症）]	20	1608	RR=0.88, 95% CI (0.79, 0.98)	多种比较，混合患者人群
	围手术期目标导向的血流动力学治疗	Ripolles-Melchor J	传统的液体治疗	非心脏手术	10	1527	RR=0.63, 95% CI (0.42, 0.94)	
否	挥发性麻醉剂	Zangrillo A	TIVA	CCH	55	6921	OR=0.56, 95% CI (0.36, 0.88)	网络 meta 分析（挥发性麻醉药，TIVA ± RIPC）直接比较择发性麻醉药和 TIVA 有显著效果（36 项研究，3680 例患者）
	术前 IABP	Poirier Y	无干预	CCH	11	1293	OR=0.20, 95% CI (0.09, 0.44)	纳入了观察性研究，但是进行了独立分析
		Pilarczyk K	无干预	CCH	9	1171	OR=0.38, 95% CI (0.23, 0.63)	

续表

新主题	干预措施	作者	对照	临床场景	RCT数（例）	患者数（例）	不良反应	备注
是	左西孟旦	Zhou C	安慰剂或多巴酚丁胺或米力农	CCH	13	1254	OR=0.43, 95% CI (0.25, 0.76)	多种对比物
		Qiao L	安慰剂或多巴酚丁胺或米力农	CABG（高风险手术患者）	10	440	OR=0.35, 95% CI (0.18, 0.71)	多种对比物
	RIPC	Le Page S	无干预	CCH和介入心脏操作	44	5317	OR=0.27, 95% CI (0.13, 0.58)	混合患者人群，仅3项RCTs报道了长期死亡率（383例患者）

95% CI: 95%可信区间；CABG: 冠状动脉旁路移植术；CCH: 心脏手术；IABP: 主动脉球囊反搏；OR: 比值比；RIPC: 远程缺血预处理；RR: 相对风险；TIVA: 全凭静脉麻醉

参考文献

［1］ Pearse RM, Moreno RP, Bauer P, et al. Mortality after surgery in Europe: a 7 day cohort study. Lancet, 2012, 380: 1059 – 1065.

［2］ Weiser TG, Regenbogen SE, Thompson KD, et al. An estimation of the global volume of surgery: a modelling strategy based on available data. Lancet, 2008, 372: 139 – 144.

［3］ Landoni G, Rodseth RN, Santini F, et al. Randomized evidence for reduction of perioperative mortality. J Cardiothorac Vasc Anesth, 2012, 26 (5): 764 – 772. pii: S1053 – 0770 (16) 30281 – 6. doi: 10. 1053/j. jvca.

［4］ Landoni G, Pisano A, Lomivorotov V, et al. Randomized evidence for reduction of perioperative mortality: an updated consensus process. J Cardiothorac Vasc Anesth, 2016, pii: S1053 – 0770 (16) 30281 – 6. doi: 10. 1053/j. jvca.

［5］ Kowalewski M, Pawliszak W, Raffa GM, et al. Safety and eficacy of miniaturized extracor-pore-al circulation when compared with off-pump and conventional coronary artery bypass grafting: ev-idence synthesis from a comprehensive Bayesian-framework network meta-analysis of 134 ran-domized controlled trials involving 22 778 patients. Eur J Cardiothorac Surg, 2015, 49: 1428 – 40.

［6］ Belletti A, Musu M, Silvetti S, et al. Non-adrenergic vasopressors in patients with or at risk for vasodilatory shock. A systematic review and meta-analysis of randomized trials. PLoS ONE, 2015, 10: e0142605.

［7］ Ripollés-Melchor J, Espinosa á, Martínez-Hurtado E, et al. Perioperative goal-directed hemody-namic therapy in noncardiac surgery: a systematic review and meta-analysis. J Clin Anesth, 2016, 28: 105 – 115.

［8］ Zangrillo A, Musu M, Greco T, et al. Additive effect on survival of anaesthetic cardiac protec-tion and remote ischemic preconditioning in cardiac surgery: a Bayesian network meta-analysis of randomized trials. PLoS ONE, 2015, 10: e0134264.

［9］ Poirier Y, Voisine P, Plourde G, et al. Eficacy and safety of preoperative intra-aortic balloon pump use in patients undergoing cardiac surgery: a systematic review and meta-analysis. Int J Cardiol, 2016, 207: 67 – 79.

［10］ Pilarczyk K, Boening A, Jakob H, et al. Preoperative intra-aortic counterpulsation in high-risk patients undergoing cardiac surgery: a meta-analysis of randomized controlled trials. Eur J Car-diothorac Surg, 2016, 49: 5 – 17.

［11］ Zhou C, Gong J, Chen D, et al. Levosimendan for prevention of acute kidney injury after car-diac surgery: a meta-analysis of randomized controlled trials. Am J Kidney Dis, 2016, 67: 408 – 416.

［12］ Qiao L, Xu C, Li X, et al. Heart calcium sensitizer on morbidity and mortality of high-risk surgical patients with MODS: systematic review and meta-analysis. Int J Clin Exp Med, 2015,

8：17712 – 17720.

[13] Le Page S, Bejan-Angoulvant T, Angoulvant D, et al. Remote ischemic conditioning and car-dioprotection：a systematic review and meta-analysis of randomized clinical trials. Basic Res Cardiol, 2015, 110：11.

（雷　翀　译，熊利泽　审）

第19章

近期研究中死亡率降低的随机证据未被确证：方法学问题

Laura Ruggeri, Martina Baiardo Redaelli

19.1 总体原则

2011年，我们团队发表第一篇文章建议用新的策略来分析医学证据[1]。以"基于民主的医学"为题，此后发表了大量的文章和著作[1-9]。它们关注于：

- 对死亡率有显著影响的随机证据
- 对来自全球不同国家的数千名医生进行网络问卷调查，让他们对每个话题进行投票以了解他们针对涉及话题的临床习惯。

2011年收集并分析了所有文献，选择那些影响生存率的围手术期药物、技术和策略。这项艰巨的工作最终选出了14个话题（12个降低死亡率，2个降低生存率），全世界很多临床医生与我们团队合作就以上发现回答了一些简短的问题（见第2章）。

2015年重复同样的工作，通过网络对500位临床医生就更新的干预措施进行调查。

不奇怪，这次被选出的更新的干预措施并不包括第一版中所有的话题。详细来说，氯己定口腔冲洗、α_2-肾上腺素能激动剂和围手术期补充氧气在更新的版本中没有被确认可能降低围手术期死亡率，因为最新的证据与之前的结果不相符。另一方面，增加了可能降低围手术期死亡率的2项新的干预措施：氨甲环酸和远程缺血预处理。

19.2 已发表证据

下文简要介绍了被排除的话题及其相关的更新的证据。

L. Ruggeri, MD (✉) · M. Baiardo Redaelli, MD
Department of Anesthesia and Intensive Care, Ospedale San Raffaele, Milan, Italy
e-mail: lauraruggeri.md@gmail.com

© Springer International Publishing AG 2017
G. Landoni et al. (eds.), *Reducing Mortality in the Perioperative Period*,
DOI 10.1007/978-3-319-46696-5_19

19.2.1 氯己定口腔冲洗

心脏手术患者最常见的危及生命的院内感染是 VAP（通气相关性肺炎），与 15%～45%[10-11]（或更高）[12] 死亡率相关。口咽部分泌物被院内微生物污染是下呼吸道感染的主要途径[13-15]，使用抗生素防治口腔污染可能是降低 VAP 发生率的有效措施。氯己定具有抗微生物活性，也能与黏膜蛋白结合，使其能用于口腔冲洗。

报道用氯己定口腔冲洗降低进入 ICU 心脏手术患者死亡率的唯一随机证据是由 DeRiso 等提供的[13]。这项 RCT 对比了 0.12% 葡萄糖酸氯己定口腔冲洗和安慰剂，随机进入治疗组的患者死亡率显著低于安慰剂组（氯己定组死亡率 1.16%，安慰剂组 5.56%，$P < 0.05$）。虽然这项研究提示 0.12% 葡萄糖酸氯己定口腔冲洗能降低心脏手术患者围手术期死亡率，其他氯己定口腔冲洗作用的研究没发现死亡率有显著降低。

Klompas 等开展了系统综述和 meta 分析，其结论是即使氯己定口腔护理降低心脏手术患者医院获得性肺炎的发生率，但在非心脏手术不能降低 VAP 发生率[16]。作者认为氯己定的作用需要重新评估。

此外，最近 Price 等开展的网络 meta 分析显示口咽和消化道选择性消毒在降低重症监护病房死亡率方面优于氯己定[17]。由于与死亡率升高相关 [比值比 1.25，95% CI（1.05，1.5）]，这一研究也突出了口咽部局部应用氯己定对生存率潜在的有害作用。与之前的发现不同，这一证据非常重要的一个局限性是研究探索氯己定对死亡率的影响，但是死亡率不是研究的首要观察指标。

2015 年召开的共识会议更新，只有 64.1% 参与者赞同氯己定口腔冲洗对生存率的有益作用，因此本话题被排除。

19.2.2 围手术期补充氧气

氧气是围手术期常规使用的药物。补充氧气，同时进行呼吸支持，维持适当的血流动力学、输血、温度管理和充分的镇痛是保证足够 DO_2 的策略[18]。此外，氧气张力在降低术野感染中发挥了关键的作用[19]：高氧增强中性粒细胞对细菌的氧化杀伤[20-22]，通过增强组织修复过程促进伤口愈合，通过与肿瘤坏死因子 α 相互作用激活免疫反应[22-24]。另一方面，长时间暴露于高氧会引发一些不良反应，如肺不张、增加肺泡-毛细血管压力梯度、上呼吸道感染（尤其是慢性阻塞性肺病患者），以及增强全身和冠状血管阻力，引起这些变化的原因可能在于 ROS 释放、氧化应激和 DNA 损伤[23-26]。

第一次共识会议将补充氧气列入具有生存益处的干预。这一结论是基于 Brar 等实施的 meta 分析，其中不将死亡率降低的结果归因于术野感染发生率显著降低[27]。

然而，最近共识会议更新中 Hayes 等的 RCT，发现将 DO_2 维持比目标水平高的那一组患者死亡率更高。作者认为 DO_2 增加与氧摄取率降低相关。此外，更近一项大规模 mRCT 纳入接受择期或急诊腹腔镜手术患者，随机入围手术期给予 0.8 或 0.3 的吸入氧浓度，结果显示 0.8 吸入氧浓度组患者长期死亡率增加[28]。因此，由于围手术期补充氧气的证据存在矛盾，缺乏明确的作用机制，共识会议参与者的网络投票达成一致性低（30.5%），这一话题没有进入共识会议更新中。

19.2.3 $α_2$ 肾上腺素能激动剂

可乐定是常用的 $α_2$ - 肾上腺素能激动剂抗高血压药物，由于其具备镇痛、抗焦虑、抗炎和抗寒战反应等作用，能防治高风险患者心肌梗死和心血管并发症[29-32]。可乐定也能通过减少中枢交感传出和抑制节前神经儿茶酚胺释放缓解手术应激反应[33-34]。临床实践中小的 RCTs[29,35-36]、对 RCTs 的 meta 分析[37-38] 和大量样本系统综述[39]的结果是这一病理生理的基础，提示在非心脏手术围手术期给予低剂量的可乐定可能通过预防心肌梗死降低死亡率。Landoni 等召开的第一次共识会议，建议将此策略谨慎应用于普通患者，因为给予可乐定可能造成血流动力学不稳定。此外，Wallace 等的工作[40]是唯一发现使用可乐定降低围手术期死亡率的 RCT，这项研究样本量太小，检验效能不足以证实其结论[41]。

最近，POISE - 2 试验的研究者开展的 mRCT[42]，纳入 23 个国家 135 个中心的 10 010 例非心脏手术患者，随机比较给予低剂量可乐定和安慰剂的效应。这项研究证实了血流动力学不稳定的安全问题，因为可乐定组发生临床严重低血压的患者数量显著增加。而且，可乐定组非致死性心脏骤停增加。POISE - 2 试验也没有证实可乐定能减少死亡率和心肌梗死发生率从而改善患者预后[34]。

19.3 讨 论

科学证据的演化是个熟知的过程，包括新发现经历多次讨论，有时被证实有时被消除。很多原因可以解释这一现象，医学证据当然有其自身的特殊性。

许多因素的共同作用保证了研究的可靠性：方法（随机对照研究 *vs* 其他回顾性研究）、随机是如何实现的、样本量、参与的中心、是否采用盲法、盲法的质量、统计分析的质量、真实性、资金来源和最终的利益冲突，以及其他很多因素。

实际上，来源于低质量试验的发现可能被新的更强的证据替代，正如本章提到的 3 个话题。

正如最近一项工作[4]中描述的，重症医学领域很少有文章采用了高质量的研究方法，尽管最近几年更多的证据来源于大规模、实施良好的 RCTs。希望这一好的研究趋势将其效应转化入临床实践，最终使患者得到更好的照护。

参考文献

［1］Landoni G, Augoustides JG, Guarracino F, et al. Mortality reduction in cardiac anaesthesia and intensive care：results of the irst International Consensus Conference. Acta Anaesthesiol Scand, 2011, 55：259 – 266.

［2］Landoni G, Rodseth RN, Santini F, et al. Randomised evidence for reduction of perioperative mortality. J Cardiothorac Vasc Anesth, 2012, 26：764 – 772.

［3］Landoni G, Bove T, Székely A, et al. Reducing mortality in acute kidney injury patients：systematic review and international web-based survey. J Cardiothorac Vasc Anesth, 2013, 27：1384 – 1398.

［4］Landoni G, Comis M, Conte M, et al. Mortality in multicenter critical care trials：an analysis of interventions with a signiicant effect. Crit Care Med, 2015, 43：1559 – 1568.

［5］Landoni G, Ruggeri L, Zangrillo A, et al. Reducing mortality in the perioperative period. Cham：Springer, 2014.

［6］Landoni G, Mucchetti M, Zangrillo A, et al. Reducing mortality in critically ill patients. Springer, Cham.

［7］Landoni G, Pisano A, Zangrillo A, et al. Reducing mortality in acute kidney injury. Springer, Cham.

［8］Pisano A, Landoni G, Lomivorotov V, et al. Worldwide opinion on multicenter randomized interventions showing mortality reduction in critically ill patients：a democracy-based medicine approach. J CardiothoracVascAnesth, 2016, 30（5）：1386 – 1395.

［9］Landoni G, Pisano A, Lomivorotov V, et al. Randomized evidence for reduction of perioperative mortality：an updated consensus process. J Cardiothorac Vasc Anesth, 2016. doi：10. 1053/j. jvca.

［10］Hortal J, Giannella M, Pérez MJ, et al. Incidence and risk factors for ventilator-associated pneumonia after major heart surgery. Intensive Care Med, 2009, 35：1518 – 1525.

［11］Tamayo E, álvarez FJ, Martínez-Rafael B, et al. Ventilator-associated pneumonia is an important risk factor for mortality after major cardiac surgery. J Crit Care, 2012, 27：18 – 25.

［12］Melsen WG, Rovers MM, Groenwold RH, et al. Attributable mortality of ventilator-associated pneumonia：a meta-analysis of individual patient data from randomised prevention studies. Lancet Infect Dis, 2013, 13（8）：665 – 671.

［13］DeRiso AJ 2nd, Ladowski JS, Dillon TA, et al. Chlorhexidine gluconate 0. 12% oral rinse reduces the incidence of total nosocomial respiratory infection and non prophylactic systemic antibiotic use in patients undergoing heart surgery. Chest, 1996, 109: 1556 – 1561.

[14] Bouadma L, Wolff M, Lucet JC. Ventilator-associated pneumonia and its prevention. Curr Opin Infect Dis, 2012, 25: 395 – 404.

[15] Safdar N, Crnich CJ, Maki DG. The pathogenesis of ventilator-associated pneumonia: its relevance to developing effective strategies for prevention. Respir Care, 2005, 50: 725 – 739.

[16] Klompas M, Speck K, Howell MD, et al. Reappraisal of routine oral care with chlorhexidine gluconate for patients receiving mechanical ventilation: systematic review and meta-analysis. JAMA, 2014, 174: 751 – 761.

[17] Price R, MacLennan G, Glen J. Selective digestive or oropharyngeal decontamination and topical oropharyngeal chlorhexidine for prevention of death in general intensive care: systematic review and network meta-analysis. BMJ, 2014, 346: g2197.

[18] Shepherd SJ, Pearse RM. Role of central and mixed venous oxygen saturation measurement in perioperative care. Anesthesiology, 2009, 111: 649 – 656.

[19] Vallet B, Futier E. Perioperative oxygen therapy and oxygen utilization. Curr Opin Crit Care, 2010, 16: 359 – 364.

[20] Thibon P, Borgey F, Boutreux S, et al. Effect of perioperative oxygen supplementation on 30-day surgical site infection rate in abdominal, gynecologic, and breast surgery: the ISO2 randomized controlled trial. Anesthesiology, 2012, 117: 504 – 511.

[21] Togioka B, Galvagno S, Sumida S, et al. The role of perioperative high inspired oxygen therapy in reducing surgical site infection: a meta-analysis. Anesth Analg, 2012, 114: 334 – 342.

[22] Fakhry SM, Montgomery SC. Peri-operative oxygen and the risk of surgical infection. Surg Infect (Larchmt), 2012, 13: 228 – 233.

[23] Meyhoff CS, Staehr AK, Rasmussen LS. Rational use of oxygen in medical disease and anesthesia. Curr Opin Anaesthesiol, 2012, 25: 363 – 370.

[24] Kabon B, Kurz A. Optimal perioperative oxygen administration. Curr Opin Anaesthesiol, 2006, 19: 11 – 18.

[25] Pisano A. Perioperative supplemental oxygen to reduce surgical site infection: too easy to be true. J Trauma Acute Care Surg, 2014, 76: 1332.

[26] Carpagnano GE, Kharitonov SA, Foschino-Barbaro MP, et al. Supplementary oxygen in healthy subjects and those with COPD increases oxidative stress and airway inlammation. Thorax, 2004, 59: 1016 – 1092.

[27] Brar MS, Brar SS, Dixon E. Perioperative supplemental oxygen in colorectal patients: a meta-analysis. J Surg Res, 2011, 166: 227 – 235.

[28] Meyhoff CS, Jorgensen LN, Wetterslev J, et al. Increased long-term mortality after a high perioperative inspiratory oxygen fraction during abdominal surgery: follow-up of a ran-domised clinical trial. Anesth Analg, 2012, 115: 849 – 854.

[29] Ellis JE, Drijvers G, Pedlow S, et al. Premedication with oral and transdermal clonidine provides safe and eficacious postoperative sympatholysis. Anesth Analg, 1994, 79: 1133 – 1140.

[30] Quintin L, Bouilloc X, Butin E, et al. Clonidine for major vascular surgery in hypertensive patients: a double-blind, controller, randomized study. Anesth Analg, 1996, 83: 687 – 695.

[31] Kranke P, Eberhart LH, Roewer N, et al. Pharmacological treatment of postoperative shivering: a quantitative systematic review of randomized controlled trials. Anesth Analg, 2002, 94: 453 – 460.

[32] Wu CT, Jao SW, Borel CO, et al. The effect of epidural clonidine on perioperative cytokine response, perioperative pain, and bowel function in patients undergoing colorectal surgery. Anesth Analg, 2004, 99: 502 – 509.

[33] Chura JC, Boyd A, Argenta PA. Surgical site infections and supplemental perioperative oxygen in colorectal surgery patients: a systematic review. Surg Infect, 2007, 8: 455 – 461.

[34] Bickel A, Gurevits M, Vamos R, et al. Perioperative hyperoxygenation and wound site infection following surgery for acute appendicitis: a randomized, prospective, controlled trial. Arch Surg, 2011, 146: 464 – 470.

[35] Wallace AW, Galindez D, Salahieh A, et al. Effect of clonidine on cardiovascular morbidity and mortality after non cardiac surgery. Anesthesiology, 2004, 101: 284 – 293.

[36] Nishina K, Mikawa K, Uesugi T, et al. Eficacy of clonidine for prevention of perioperative myocardial ischemia: a critical appraisal and meta-analysis of the literature. Anesthesiology, 2002, 96: 323 – 329.

[37] Bustamante J, Tamayo E, Alvarez FJ, et al. Intraoperative PaO_2 is not related to the development of surgical site infections after major cardiac surgery. J Cardiothorac Surg, 2011, 11 (6): 4.

[38] Meyhoff CS, Wetterslev J, Jorgensen LN, et al. Effect of high perioperative oxygen fraction on surgical site infection and pulmonary complications after abdominal surgery: the PROXI randomized clinical trial. JAMA, 2009, 302: 1543 – 1550.

[39] Scifres CM, Leighton BL, Fogertey PJ, et al. Supplemental oxygen for the prevention of postcesarean infectious morbidity: a randomized controlled trial. Am J Obstet Gynecol, 2011, 205: 267 – 269.

[40] Sessler DI. Supplemental oxygen and surgical site infection. Arch Surg, 2011, 146 (10): 1221 – 1222.

[41] Landoni G, Ruggeri L, Zangrillo A, et al. Reducing mortality in the perioperative period. Springer Verlag 2013. Chapter 10, 2013.

[42] Deveraux PJ, Sessler DI, Leslie K, et al. Clonidine in patients undergoing noncardiac surgery. N Engl J Med, 2014, 370 (16): 1504 – 1513.

（雷翀 译，董海龙 审）